젊음을 유지하고
질병 없이 사는

백년 건강

일러
두기
이 책은 국내 독자의 이해를 돕기 위해 '일본'이 아닌 '한국'으로 변경해서
작성한 부분이 있습니다.

의사가 알려주는 최강의 건강법

젊음을 유지하고
질병 없이 사는

백년 건강

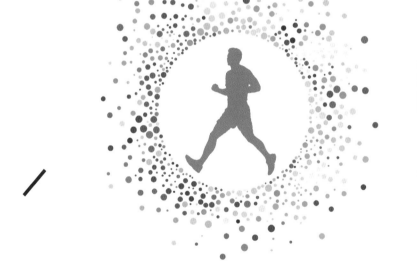

다카하시 사카에 지음
이용택 옮김

이너북 **Life**
INNERBOOK

머리말

　나는 도쿄 히비야에서 의원을 운영하는 정신과 의사다. 대학교 의학부에서 정신의학 임상교수로도 일하고 있다. 예전에는 미국 보스턴에 있는 하버드대학교 의학부에서 3년 반 동안 연구원으로 근무했다. 조현병이라는 질병을 분자생물학, 유전학, 생리학, 면역학 등의 측면에서 다각적으로 연구했다. 당시 나의 상사는 자타가 공인하는 세계 최고의 조현병 연구자였다. 그곳에서는 초일류 연구자들이 전 세계에서 모여들어 세계적 규모의 국제 공동 연구를 수행하고 있었다. 다들 언제 노벨상을 받아도 이상하지 않은 사람들이었다. 나도 그사이에 끼어 그들과 어깨를 나란히 하며 연구 활동을 했다.

　그들은 조현병뿐 아니라 우울증, 조울증, 스트레스, 알코올 의존증, 불면증, 자폐증, 주의력결핍 과잉행동장애(ADHD), 거식증, 과식증 등 거의 모든 정신 질환을 전문으로 연구하는 의사들이었다. 나는 그들과 수시로 의견을 나누면서 막대한 지식을 흡수했다. 나는 이렇게 하버드대학교에서 연구 활동을 하면서 세계 초일류 수준의 정신의학을 몸소 체득할 수 있었다.

이 책은 하버드대학교에서의 경험을 포함해 정신과 의사로서 30년 이상 일해온 내가 임상 현장에서 날마다 수행하고 있는 진료 내용을 한 권으로 엮은 것이다.

마음을 치료하는 정신과 의사가 왜 몸을 건강하게 만드는 습관에 관해 이야기하려 하는지 의아해하는 사람도 많을 것이다. 우리는 마음과 몸을 별개의 것으로 여기기 십상이지만, 사실 마음과 몸은 떼려야 뗄 수 없는 동전의 양면과 같다. 그러므로 정신과 의사는 마음을 치료할 때 수술 칼을 들지만 않을 뿐 신체적인 면에도 매우 주의를 기울인다. 다른 진료과 전문의와 협력하면서 신체적인 면에 관해 환자에게 정확한 조언을 해주는 정신과 의사야말로 명의라고 할 수 있다.

그런데 반대로 마음과 몸이 밀접한 관계라는 사실을 지나치게 의식한 나머지, 몸의 이상을 마음 탓으로 과도하게 돌리려는 풍조도 존재한다. '심인성 질환'처럼 마음의 문제가 몸의 건강을 위협하는 경우도 무시할 수야 없지만, 요즘에는 그 점을 필요 이상으로 강조하는 것 같다. 마음 전문가인 내 의견을 말하자면, 순수하게 마음의 문제만으로 몸의 문제가 발생하는 사례는 그다지 많지 않다.

예를 들어, 단 음식을 좀처럼 끊지 못하는 당질 의존증(중독) 때문에 비만이 발생한다는 설이 있다. 하지만 정신의학적으로는 당질이 의존증을 야기할 정도는 아니다. 단 음식이나 쌀밥을 아무리 좋아하는 사람이라도 얼마든지 식사 조절로 비만을 극복할 수 있다.

또, OECD 통계 자료에 따르면 한국인의 평균 수면 시간은 7시간 51분으로, OECD 회원국 중 꼴지다. 많은 한국 사람이 어떠한 형태로든 불면증에 시달리고 있는데, 이러한 불면증이 당뇨병의 원인이라는 설도 있다. 하지만 이 설은 아직 의학계에서 충분한 합의가 이루어지지 않았기 때문에 그대로 믿어서는 안 될 것이다.

그리고 남성에게 발기부전이 생기는 원인으로 흔히 스트레스를 꼽는다. 하지만 발기부전 환자가 충분히 휴식을 취하고 스트레스를 줄인다고 해도 발기부전은 쉽사리 낫지 않는다. 대부분 발기부전은 혈관이나 혈류 이상으로 일어나기 때문이다. 심지어 '우울증이 발기부전을 야기한다'는 식의 글들이 인터넷상에 넘쳐나는데, 그것도 완전히 틀린 말이다. 진짜 우울증에 걸리는 사람은 100명 중 1명 꼴에 불과한데, 성인 남성의 발기부전 유병률은 약 25%나 된다. 따라서 대부분 발기부전은 우울증과 관련 없다고 할 수 있다.

이와 대조적으로 몸의 이상 증세가 마음에 악영향을 끼치는 사례는 숱하게 찾아볼 수 있다.

비만에서 벗어나지 못하면 자신을 책망하게 되고, 자신감을 잃어버리고 만다.

불면증에서 벗어나지 못하면 우울해지고, 무기력해진다.

발기부전 때문에 스트레스를 많이 받는다.

이처럼 마음의 병은 몸의 이상 증세에서 기인한다. 그러므로 마음을 치료하려면 무턱대고 정신안정제 같은 약을 먹기보다는 우선 몸 상태를 개선해야 한다. 몸 상태가 개선되면 마음의 병은 뒤따라 나아지는 법이다. 이것이 정신과 의사로서의 내 견해다.

몸의 이상 증세는 유전적인 요인도 얼마간 관여하지만, 대부분 잘못된 생활습관에서 비롯된다. 식사, 수면, 운동 등 일상적인 생활습관의 좋고 나쁨이 몸의 이상 증세에 관여하는 가장 큰 요인인 것이다. 달리 말하면, 약을 쓰지 않고 생활습관을 바꾸는 것만으로도 몸의 이상 때문에 생기는 마음의 병을 말끔히 고칠 수 있다는 뜻이며, 실제로 그런 사례가 수두룩하다.

정신적인 면에서 심한 고통에 시달리다가 내 진료실을 찾아온 환자에게 "몸이 건강해지면 정신적인 고통도 사라집니다"라고 조언하면 암울하던 환자의 표정이 확 밝아진다. 눈에 보이지 않는 '마음'보다 눈에 보이는 '몸'을 돌보는 편이 훨씬 쉽기 때문이다. 심신에 부담이 되는 비싼 약을 먹지 않더라도, 생활습관을 바꾸는 것만으로, 부작용 없이, 무료로 몸과 마음을 개선할 수 있다면 주저할 이유가 없다.

30대 즈음은 앞으로의 인생을 어떻게 건강하게 살아갈지 진지하게 고민할 때다. 나쁜 생활습관을 방치한 채 모든 심신의 이상을 정신 탓으로만 돌리는 인터넷의 가짜 건강 정보나 항간의 속설에 현혹되지 않고, 정신적인 문제를 신체적 측면에서 해결함으로써 건강한 인생을 살아갈 수 있다.

이 책에서는 몸과 마음을 해치는 원인인 비만, 음주, 발기부전, 불면, 스트레스 등을 없애는 방법을 소개한다. 인생에서 위와 같은 부정적 요소들을 제거한다면 훨씬 건강하고 멋진 인생을 보낼 수 있을 것이다. 아무쪼록 이 책이 여러분의 건강한 삶에 기여할 수 있기를 바란다.

목차

제6장 # 스트레스와 공생하기

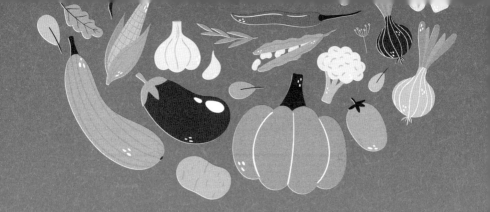

제1장

식욕
다스리기

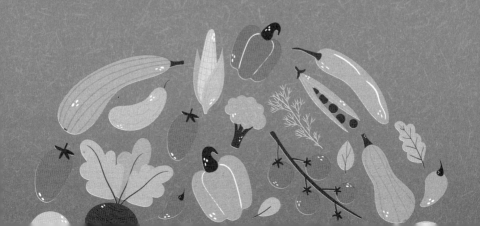

이번 장에서는 비만을 해소하기 위해 꼭 필요한 '식사 제한'에 관해 이야기해보자.

요점

① 식사 일지를 적는다.

② 당질을 제한한다.

③ 지질을 제한한다.

④ 단백질을 적극적으로 섭취한다.

⑤ '치트 데이(cheat day)'를 정한다.

'식사 일지'를 적는 습관

30대 이후의 중요한 과제 중 하나는 살을 빼는 것이다. 30살이 넘

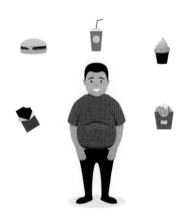

었는데 살찐 상태로 있다면 건강에 적신호가 켜졌다고 할 수 있다. 한국인의 사망 원인 1위는 암인데, 비만은 암의 발병 위험을 증가시킨다. 사망 원인 2위인 심혈관질환의 발병 요인은 동맥경화증인데, 배 안쪽에 내장지방이 지나치게 많이 쌓여 생기는 내장지방형 비만이 동맥경화증을 야기한다. 그 외에도 살이 찌면 수면무호흡증후군(181쪽 참조)에 잘 걸리고, 남성의 발기부전 위험성도 커진다(107쪽 참조).

살이 찌느냐 마느냐를 좌우하는 것은 섭취 칼로리와 소비 칼로리의 균형이다. 섭취 칼로리는 식사를 통해 얻는 칼로리고, 소비 칼로리는 운동이나 기초대사를 통해 사라지는 칼로리다. 과식과 운동 부족이 겹쳐서 섭취 칼로리가 소비 칼로리를 웃돌면 에너지가 남아돌아 체지방으로 쌓여서 비만이 된다.

운동은 건강한 인생을 보내기 위해 빼놓을 수 없는 중요한 퍼즐 조각이다. 근력운동을 꾸준히 해서 근육이 줄어들지 않는 몸매를 유지하고, 유산소운동으로 혈액순환을 촉진해서 체지방을 쉽게 태우는 체질로 만들어야 한다. 운동을 꾸준히 하지 않는 사람은 제4장을 제외한 각 장의 말미에 실은 '꾸준한 운동법 1~5'를 읽고 일상생활에 적용해보자.

그런데 운동을 아무리 열심히 해도, 그 이상으로 많은 음식을 먹는다면 아무 소용이 없다. 과식하지 않는 것은 체중 감량에 성공하는 최우선 조건이다. 꾸준히 운동하는 사람이라도 한 주에 두세 번 운동하는 게 고작이지만, 식사는 누구나 하루에 세 번이나 한다. 그러므로 식사는 체중과 체지방의 증감에 큰 영향을 끼칠 수밖에 없다.

효율 면으로 봐도 체중 감량을 하려면 운동보다 식사에 더 신경써야 한다. 30분 동안 조깅을 하면 소비 칼로리는 약 280칼로리(체중 65kg인 사람이 시속 8km로 달렸을 때)인데, 280칼로리는 쿠키 2개, 송편 4개, 맥주 1병의 칼로리와 각각 맞먹는다. 쿠키나 송편은 5분도 걸리지 않고 날름 먹을 수 있지만, 그만한 칼로리를 조깅으로 소비하려면 그 6배나 되는 시간이 걸리는 셈이다. 운동으로 살을 뺀다는 것은 그만큼 효율이 나쁘므로, 식사 칼로리를 조절해서 체중 감량을 시도하는 편이 좋다.

우리 정신과 의사는 환자에게 식사 지도를 하기도 한다. 그 대상이 되는 환자는 대부분 '섭식장애' 환자다. 섭식장애의 대표적인 질환으로는 거식증과 과식증을 들 수 있다. 거식증은 체중이 감소하는데도 음식을 거의 먹지 못하는 병이다. 과식증은 체중이 증가하는데도 극단적으로 많은 양의 음식을 먹는 병이다.

과식증에 걸린 사람은 때때로 과식한 후에 음식물을 억지로 토하거나, 설사약과 이뇨제를 남용해 비정상적으로 배설하는 등의 방법으로 문제를 해결하려고 한다.

거식증은 10대에게 많이 발생하고, 과식증은 20대 이후부터 증가한다. 두 질환 모두 남성보다 여성 환자가 많으며, 도벽이나 자해행위 등의 인격장애로 치닫는 경우도 있다.

거식증과 과식증은 서로 대조적으로 보이지만 그 뿌리는 같다. 유전적 요인과 더불어 사회적·문화적 요인 및 심리적 요인 등이 복합적으로 얽혀 있다. 전형적인 발병 패턴은 다음과 같다.

부모의 무관심과 불화 속에서 자란 자녀는 애정 결핍을 일으키고, 부모의 지나치게 큰 기대에 부응하지 못한 자녀는 스스로 책망하며

20

자기평가를 낮추게 된다. 이렇게 심리적으로 위축된 자녀가 살찌게 되면 자신을 가치 없는 존재로 느끼고 불안에 빠져 거식증이 발병한다. 여성에게 섭식장애가 특히 많이 나타나는 이유는 살찐 여성보다 날씬한 여성이 아름답고 가치 있다는 왜곡된 사회적·문화적 인식 때문이기도 하다.

거식증이 오래 지속되면 배고픔을 견디지 못해 갑자기 폭식하게 되어 과식증에 걸릴 수도 있다. 이처럼 거식증과 과식증은 공존하는 경우가 많다. 과식하면서도 살찌고 싶지 않은 마음이 강하기 때문에 억지로 토하거나 설사약을 남용하게 된다.

나는 섭식장애 환자에게 가장 먼저 '식사 일지'를 적도록 한다. 어떤 음식을 언제 먹었는지 가능한 한 상세히 적는 것이다.

식사 일지를 통해 무엇을 어떻게 얼마나 먹었는지 한눈에 파악한다면, 자신이 얼마나 음식을 거부하고 있는지, 얼마나 많은 음식을 먹고 매번 토해내고 있는지, 절실히 실감할 수 있을 것이다.

나는 거식증 환자와 함께 식사 일지를 살펴보면서 "이 식사 일지에 쓰인 음식 외에 조금이라도 삼킬 수 있는 다른 음식이 있을까요?"라고 물어본다. 이렇게 해서 먹을 수 있는 음식을 서서히 늘려간다.

마찬가지로 과식증 환자에게는 "식사 일지에 쓰인 이 음식을 한 번 끊어보세요"라고 조언한다. 이렇게 해서 식사량을 서서히 줄여간다. "하루에 3번 토하는 것을 하루에 1번으로 줄여보시겠습니까?"라고 제안하기도 한다.

이것저것 욕심내서 한꺼번에 모든 식습관을 바꾸려 하지 말고, 한 번에 하나의 식습관만 바꾸는 것으로 충분하다. 또한 정신과 의사의 지시만 따르기보다는 '이 정도라면 내 의지로 쉽게 바꿀 수 있을 것 같아'라고 느껴지는 식습관을 먼저 선택해서 도전해보는 것이 좋다. 그래야만 스트레스를 덜 받으면서 성공할 가능성을 높일 수 있기 때문이다.

무언가 하나의 식습관이라도 바꾸는 데 성공한다면, 그것은 본인의 자신감으로 작용해 섭식장애의 근원에 뿌리내리고 있는 열등감을 조금씩 지워 없앤다. 이런 식으로 잘못된 식습관을 하나하나 정상으로 되돌릴 수 있다.

무의식적인 과식을 줄여주는 식사 일지

섭식장애까지 이르지 않은 단순한 과식 수준인 경우에도 '식사 일지'가 효과를 발휘한다.

살찐 사람은 흔히 '많이 먹지도 않는데 살찐다'거나 '물만 마셔도 살찌는 체질이다'라는 등의 핑계를 댄다. 하지만 과식은커녕 0칼로리인 물만 마셨는데도 살찐다는 것은 있을 수 없는 일이다. 그런 핑계를 댄다는 것은 무의식중에 과식하고 있다는 증거일 뿐이다. 그 무의식적인 과식을 알아차리는 데 효과적인 것이 바로 식사 일지다.

(월요일)

⏱ 7시

- 식빵(버터 듬뿍) 2장
- 계란말이 2조각
- 로스트 햄 3장
- 토마토 반쪽(마요네즈 뿌린 것)
- 감자 샐러드
- 우유 2잔(저지방 아님)

⏱ 10시

- 감자 칩 1/3봉지
- 탄산음료(당질 있음)

⏱ 12시

- 소고기덮밥 곱빼기(생강 절임 많이)
- 두부 미역 된장국
- 카레빵
- 크림빵
- 탄산음료(당질 있음)

⏰ 15시

- 밀크 초콜릿 1개
- 스타벅스 프라푸치노

⏱ 18시

- 감자 칩 1/3봉지
- 탄산음료(당질 있음)

⏰ 20시

- 라면 곱빼기(마늘, 고기 듬뿍)
- 맥주 1잔

🕐 22시

- 감자 칩 1/3봉지

- 과자 1/2봉지

- 오징어 진미채 1/2봉지

- 맥주 1캔(500mL)

- 술 취해서 그대로 잠듦

※ 화요일~일요일도 이런 식으로 적는다.

식사 일지를 적기 시작하면 의사에게 식사 지도를 받지 않아도 '이렇게나 많이 먹으니 살찌는 게 당연하지'라고 스스로 깨닫게 된다. 이 점을 스스로 깨달았다는 것은 곧 살 빼기의 첫 관문을 돌파했다는 말과 같다.

이후에는 위에서 설명한 섭식장애 환자와 마찬가지로 어떤 식습관부터 고칠지 스스로 고민하고 직접 선택한다. 욕심내지 말고 한번에 하나씩 개선해나가는 것으로 충분하다.

그리고 처음부터 갑자기 높은 목표를 노려서는 안 된다. 치킨을 너무 좋아해서 날마다 치킨을 먹는 사람이 '이제부터 치킨을 완전히 끊겠다!'라는 목표를 세워본들 실현 가능성은 0에 가깝다. 단번에 완전히 끊는 게 아니라 주 7회 먹던 것을 주 6회로 줄이기부터 시작한다. 주 6회 먹기에 성공했다면 그다음으로 주 5회 먹기에 도전하고, 주 5회 먹기에 성공했다면 그다음으로 주 4회 먹기를 목표로 정한다.

변경한 목표치를 1주일 동안 유지했다면 '식사량을 줄였다'라고 자신 있게 말할 수 있다. 그 자신감을 무기로 다음 목표를 세운다(이전에 달성한 목표치는 쭉 유지해야 한다). 이처럼 우직한 방법을 거듭하다 보면 조금씩 식생활이 개선된다.

남성 3명 중 1명은 비만

체중 감량을 시작하기 전에 먼저 자신이 정말로 다이어트가 필요할 만큼 살찐 상태인지부터 확인해야 한다. 일반적으로 BMI 25 이상이면 비만으로 간주한다. BMI(body mass index, 체질량지수)는 체중(kg)을 키(m)로 2번 나눈 값이며, 비만의 지표로 국제적으로 널리 통용되고 있다.

비만은 단순히 체중이 많이 나가는 상태가 아니라, 불필요한 체지방이 너무 많이 쌓여 있는 상태를 뜻한다. 하지만 체지방이 체중의 몇 %를 차지하고 있는지 나타내는 체지방률을 정확히 측정하기 어렵기 때문에, 체지방률과 상관성이 높은 BMI를 대신 사용하고 있다. 아래의 공식을 활용해 자신의 BMI를 계산해보자.

BMI를 구하는 공식

$$BMI = 체중_{(kg)} \div 키_{(m)} \div 키_{(m)}$$

체중 70kg에 키 165cm라면, BMI = 70 ÷ 1.65 ÷ 1.65 = 25.7이며, 25 이상이므로 비만으로 판정한다. 한국에서 BMI 25 이상의 비만자는 얼마나 될까? 대한비만학회의 자료에 따르면 전 국민의 40%가 비만이다(2018년 자료).

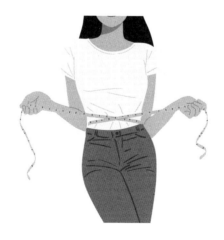

비만자 수는 매해 꾸준히 증가하고 있고, 특히 그중에서도 2~30대 젊은 층의 비만자가 급속하게 증가하고 있다. 또한, 나이가 들수록 비만자 수가 많으며 비만이 고착되는 현상도 두드러진다.

남녀 모두 30대 이후에는 비만이 되지 않도록 조심해야 한다.

목표 체중은 키로 계산할 수 있다

식사 일지를 통해 자신의 약점을 깨닫고 살을 빼야 한다고 느꼈다면, 우선 몇 kg을 빼야 할지 확실히 정해야 한다. 무슨 일이든 목표가 뚜렷해야 의욕이 높아지기 때문이다.

어린 축구 선수는 막연히 '축구를 잘하고 싶다'고 생각하기보다 '커서 프로 선수가 되어 해외 리그에서도 뛰겠다'고 뚜렷한 목표를 세워야 꿈을 이룰 수 있는 법이다.

프로 축구 선수 혼다 케이스케(本田圭佑)는 초등학교 6학년 때 '장래의 꿈'이라는 제목의 작문에서 '월드컵에서 유명해져서 외국으로 영입되어 유럽의 세리에 A 구단에 입단하겠다. 그리고 주전이 되어 등 번호 10번을 달고 활약하겠다'라고 썼다. 혼다 선수는 실제로 세리에 A의 명문 구단 AC 밀란에서 주전 선수로 등 번호 10번을 달고 뛰었다.

이와 마찬가지로 다이어트를 할 때도 그냥 막연히 '살 빼고 싶다'고 생각하기보다 '몇 kg을 빼겠다'고 구체적인 수치로 목표를 세워야 한다. 그래야만 의욕이 샘솟고 다이어트 성공 가능성이 커진다.

목표 체중은 본인이 원하는 대로 정해도 되지만, 의학적으로는 키와 BMI로 계산하는 방법이 좋다. 연령대별로 목표로 삼아야 할 BMI의 범위를 다음과 같이 합리적으로 정했다.

연령대별 BMI 목표치

- 18~49세: 18.5~24.9
- 50~64세: 20.0~24.9
- 65세 이상: 21.5~24.9

BMI 25 이상의 비만이 되는 것은 당연히 피해야 하며, BMI 18.5 미만으로 저체중이 되는 것도 비만만큼이나 질병 위험성과 사망률이 높아지므로 이 역시 피해야 한다. 일반적으로는 위 목표치의 중앙값이자, 너무 살찌지도 않고 너무 마르지도 않은 BMI 22~23이 가장 좋다고 여겨진다.

그러므로 목표 체중은 BMI 22~23에서 거꾸로 계산하면 된다. 이것을 '적정 체중'이라고 부른다. 자신의 키에서 적정 체중을 계산할 때는 다음의 공식을 사용한다. 여기에서는 BMI 23으로 계산해보자.

적정 체중(kg)=23×키(m)×키(m)

키 165cm에 BMI 23을 목표로 삼는다면 23×1.65×1.65=62.6kg
으로 계산할 수 있다.

현재 체중이 적정 체중 이상이라면 적정 체중까지 다이어트해야
한다. 현재 체중이 적정 체중 미만이라면 다이어트는 필요 없다. 적
정 체중 미만인데도 무리하게 다이어트를 하면 병적인 저체중을 유
발할 우려가 있음으로, 식사량을 그대로 유지한 채 근력운동이나 유
산소운동 등에 힘써야 한다.

살 빼기 위해 제한해야 할 당질과 지질

식사 칼로리를 줄이기 전에 우선 칼로리에 대해 짚고 넘어가자.
우리가 섭취하는 음식에 함유된 성분 가운데 칼로리가 되는 것은 당
질, 지질, 단백질, 딱 3개다. 이것을 3대 영양소라고 한다. 즉 다이어
트할 때 신경 써야 할 것은 당질, 지질, 단백질뿐이다. 중요한 내용이
니 꼭 기억하기 바란다.

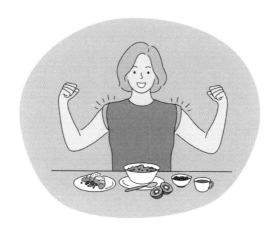

당질과 탄수화물을 혼동하는 사람이 많은데, 이 둘은 엄연히 다르다. 탄수화물은 당질과 식이섬유를 합쳐서 부르는 용어다. 식이섬유는 장내에 서식하는 장내세균에 분해되어 그 일부가 칼로리가 되지만, 거의 무시해도 될 만큼 적은 양이다.

성인은 평균적으로 당질 60%, 지질 25%, 단백질 15%의 비율 정도로 칼로리를 섭취한다. 이 중에서 살 빼기 위해 줄여야 할 것은 당질과 지질이다. 단백질은 줄이면 안 된다.

당질은 섭취 칼로리의 절반 이상을 차지하고 있기 때문에 마음만 먹으면 쉽게 줄일 수 있다. 또한 당질부터 줄이면 살이 잘 빠진다. 왜냐하면 당질이 줄어들면서 '인슐린'이라는 물질도 함께 줄어들기 때문이다.

당질을 섭취하면 곧바로 체내에 흡수되어 혈당치가 높아진다. 당질은 체내에서 포도당(glucose)으로 변환되는데, 혈중 포도당을 혈당이라고 하고, 혈액 100mL당 혈당의 양을 혈당치라고 한다. 혈당치가 높아지면 췌장에서 인슐린이 분비된다. 인슐린의 역할은 혈당을 간이나 근육에 흡수 시켜 혈당치를 낮추는 것이다. 혈당을 가장 많이 흡수하는 곳이 바로 근육이다.

간이나 근육에 저장되는 당질의 양에는 한계가 있기 때문에, 당질을 너무 많이 섭취하면 간이나 근육만으로는 다 수용할 수 없게 된다. 또한, 오랫동안 운동 부족이 지속되면 근육량이 줄어든 상태가 되므로 혈당을 수용할 여력도 적어진다. 그래서 결국 인슐린은 혈당을 지방세포에 흡수시켜 체지방을 합성한다.

이처럼 인슐린은 체지방 합성을 촉진하고 분해를 억제한다. 즉 군살의 정체는 지나치게 많이 섭취한 당질인 것이다.

이어서 지질을 살펴보자.

당질과 단백질은 1g당 4칼로리이지만, 지질은 1g당 9칼로리로 그 2배 이상이다. 이처럼 지질은 고칼로리이기 때문에 섭취량을 조금만 줄이더라도 섭취 칼로리 전체를 쉽게 낮출 수 있다.

살찐 사람은 기름진 고칼로리 음식을 매우 좋아하는 경향이 있다.

돈가스나 치킨 같은 튀긴 음식, 국물이 진한 라면, 카레라이스 등을 즐겨 먹는 비만자가 많다. 지질을 줄이지 않는 한, 다이어트 성공은 기대하기 어렵다.

앞에서 말했듯이, 3대 영양소 중 단백질은 줄이면 안 된다. 단백질은 근육이나 뼈 등 신체의 핵심 부위를 만드는 중요한 역할을 담당하기 때문이다. 단백질을 과도하게 줄이면 신체 기능을 유지할 수 없다. 다이어트를 한답시고 단백질 섭취량을 줄여버리면, 근육이 작아지고 혈당을 수용할 여력이 사라져서 물질대사가 원활히 이루어지지 못해 더욱 살찌게 되는 역효과가 발생한다.

단백질 섭취는 오히려 늘려야 한다. 당질과 지질을 너무 줄이면 허기짐을 느낄 수 있는데, 이때 단백질을 섭취하면 만족감이 높아지고, 식욕 억제 호르몬의 분비를 촉진해 과식을 막을 수 있다.

단백질은 하루에 체중 1kg당 최소한 1.0g이 필요하다. 체중 63kg이라면 하루에 단백질 63g이 필요한 셈이다.

당질과 지질을 줄인 만큼 단백질의 양을 늘리고자 한다면, 체중 1kg당 1.2~1.6g을 기준으로 삼는 것이 좋다. 체중 63kg이라면 하루에 단백질 76~100g을 섭취하면 되는 것이다. 하루에 세 끼 식사를 하는 경우, 한 끼당 25~33g에 해당한다.

육류, 어패류, 계란, 콩 및 콩 제품, 우유 및 유제품 등 5대 단백질원을 통해 양질의 단백질을 섭취할 수 있다. 위의 각 재료로 만든 반찬들을 하루에 최소 한 번씩 먹는 것이 좋다. 육류 100g당 단백질 20g, 어패류 100g당 단백질 15~20g, 달걀 1개당 단백질 6g, 우유 1컵당 단백질 7g을 섭취할 수 있다.

단백질원과 함께 채소, 버섯, 해초의 섭취량도 늘리면 좋다. 채소, 버섯, 해초는 당질과 지질을 거의 함유하지 않은 저칼로리 식품인데다 비타민, 미네랄, 식이섬유 등 필수 영양소를 함유하고 있다(채소 중에는 양파, 호박, 당근처럼 당질이 많은 것도 있지만, 과식하지 않는 한 신경 쓸 필요는 없다). 식이섬유가 풍부한 음식을 먹으면 포만감이 느껴지고, 소화 흡수가 천천히 진행된다. 식이섬유는 장내세균의 먹이가 되어 건강한 장내 환경을 조성한다.

과식으로 살찌는 사람은 당질, 지질, 칼로리를 너무 많이 섭취하면서도 비타민, 미네랄, 식이섬유를 부족하게 섭취하는 경향이 강하다. 채소는 매 끼니마다 120g 이상 섭취하고, 버섯과 해조는 하루에 1번, 의식적으로 식탁에 올리는 것이 좋다.

당질을 각설탕으로 환산해보기

당질을 줄이려면 주로 '주식'과 '단 음식'을 줄여야 한다.

여기에서 주식이란 밥, 빵 외에 국수·파스타·라면 같은 면류까지 포함한다. 한국인은 하루 칼로리의 큰 비중을 주식으로 섭취한다.

주식에 당질이 얼마나 많은지는 각설탕으로 환산하면 명확히 알 수 있다. 주식은 입에 넣어도 각설탕처럼 단맛이 느껴지지 않지만 (다만 오래 씹으면 침에 들어 있는 아밀라아제라는 효소로 분해되어 단맛이 생겨난다), 전분이라는 형태로 많은 당질을 함유하고 있다. 따라서 주식을 과식하면 혈당치가 높아지고 체지방이 쉽게 쌓인다.

각설탕은 한 개당 3g의 당질을 함유한다. 그리고 밥 한 그릇에는 각설탕 18개 이상의 당질이 함유되어 있다. 이처럼 주식을 먹을 때마다 자신이 먹고 있는 각설탕의 개수를 머릿속으로 상상해보면 '주식을 얼른 줄여야겠구나!'라는 절실한 기분이 들 것이다. 현미나 잡곡밥도 영양가는 높지만, 당질량은 백미와 비슷하므로 다이어트에 적합하지 않다.

한 끼의 밥으로는 작은 주먹밥 정도의 양만 먹어야 한다. 식당에서 덮밥을 시킬 때는 "밥을 좀 적게 주세요"라고 미리 부탁한다. 요즘에는 다이어트하는 사람이 많기 때문에 식당 종업원이 그런 부탁을 거절하거나 의아한 표정을 짓는 일은 없을 것이다.

빵에는 당질 외에 설탕과 마가린도 함유되어 있다. 크루아상은 완전히 당질과 버터 덩어리다. 두툼한 식빵 한 장에는 각설탕 13개 이상, 작은 크루아상 한 개에는 각설탕 4개 이상의 당질이 함유되어 있다. 다이어트 기간에는 두툼한 식빵 대신 얇은 식빵을 먹고, 당질과 지질이 많은 크루아상을 아예 입에 대지 않는 것이 좋다.

우동이나 메밀국수는 부담 없이 먹을 수 있는 음식이라는 이미지가 있지만, 사실 밀가루와 메밀가루가 원료이기 때문에 당질이 많이 들어 있다. 우동은 한 사리(240g)에 각설탕 16개 이상, 메밀국수는 한 사리(170g)에 각설탕 13개 이상의 당질을 함유한다. '메밀 함량 100% 메밀국수니까 당질은 적겠지'라고 멋대로 생각해버리는 사람도 있는 듯하지만, 오해다. 밀가루와 마찬가지로 메밀가루도 당질로 가득하다. 메밀 함량이 100%든 80%든 당질량은 거의 동일하다.

따라서 우동이나 메밀국수는 1인분의 절반만 먹는 것이 좋다. 식당에서는 1인분을 시켜서 일행과 나눠 먹고, 집에서는 처음부터 면을 1인분의 절반 분량만 삶아서 먹자.

중화면은 한 사리(200g)에 각설탕 18개 이상, 스파게티는 1인분

(190g)에 각설탕 19개 이상이다. 이 면들 역시 1인분의 절반만 먹어야 당질 과다에 빠지지 않는다.

이어서 단 음식의 당질량을 살펴보자. 간식이나 디저트 종류가 단 음식의 대표 격이라고 할 수 있다. 이런 음식은 섭취량을 줄이는 데서 더 나아가 완전히 끊는 편이 낫다.

단 음식이 당질 덩어리라는 사실은 굳이 각설탕으로 환산하지 않아도 직감적으로 알 수 있을 것이다. 케이크, 아이스크림, 초콜릿, 카스텔라 같은 서양 간식은 물론이고 떡, 양갱 같은 전통 간식에도 손대지 않는 편이 좋다.

단 음식을 피해야 하는 이유는 그것이 '엠프티 칼로리(empty calorie)'이기 때문이다. 엠프티 칼로리는 '칼로리가 없다'는 뜻이 아니다. 영양이 텅 비어 있는데(empty), 칼로리만 가득하다는 뜻이다.

주식은 당질 덩어리이기는 해도, 당질 외에 단백질이나 식이섬유 등의 영양소도 함유되어 있다. 하지만 단 음식은 영양소가 극히 적다. 특히 서양 간식은 당질과 함께 지질까지 듬뿍 들어 있어서 살찌기 딱 좋은 음식이다.

감자 칩이나 크래커처럼 달지 않은 과자도 주식과 동일하게 전분 형태로 당질을 함유하고 있기 때문에 피해야 한다. 쌀과자처럼 달지

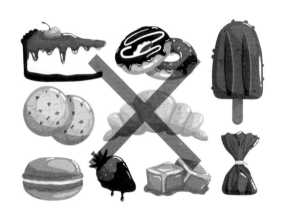

않은 전통 과자도 마찬가지다.

덧붙여, 바나나나 사과 같은 과일, 감자나 고구마 같은 감자류도 당질이 풍부하기 때문에 조심해야 한다.

과일 중에서는 바나나나 사과처럼 당질이 많은 것을 가급적 피하고, 키위나 딸기처럼 당질이 적은 것을 적당히 섭취한다. 가공 과일주스는 단맛이 강하므로 마시지 않는 편이 좋고, 식이섬유가 함유되어 있는 생과일은 혈당치 상승을 다소나마 억제하지만, 가공 과일주스는 식이섬유가 거의 함유되어 있지 않으므로 혈당치를 쉽게 높인다. 꼭 과일주스를 마시고 싶다면 착즙기로 직접 생과일주스를 만들어 마셔야 한다.

감자류는 소량만 먹는 정도라면 그다지 대수롭게 생각할 필요가 없지만, 감자 샐러드, 매시 포테이토, 감자조림, 크로켓, 맛탕 등 감자류를 대량으로 사용하는 요리는 가급적 피해야 한다.

당질 의존증이라는 병은 존재하지 않는다

'당질을 많이 섭취하면 살찐다는 사실을 머리로는 알지만, 당질에 중독되어 있어서 단 음식을 끊을 수 없어…'

이런 식의 이야기가 가끔 귀에 들려오는데, 이것은 단순한 핑계일까, 아니면 정말로 '당질 의존증(중독)'이라는 병이 존재하고, 그것이 다이어트를 방해하고 있는 것일까? 정신과 의사로서 진지하게 검증해보겠다.

의존증이라는 말을 들으면 가장 먼저 떠오르는 것은 각성제(마약) 의존증이나 알코올 의존증일 것이다. 이러한 의존증이 발생하는 메커니즘에는 뇌 속의 신경전달물질이 관여한다.

뇌 속에는 도파민이라는 신경전달물질이 있다. 각성제는 이 도파민을 증가 시켜 쾌감을 얻게 만든다. 이 경로를 '도파민 보상 체계'라고 한다. 이 쾌감이 너무나도 강렬하기 때문에 각성제를 끊을 수 없게 되는 것이다. 어떤 물질이든 의존증을 형성하는 데는 도파민이 어느 정도 관여하기 마련이다.

각성제를 남용해서 과도한 도파민이 지속적으로 만들어지면, 그 과도한 도파민에 대응하기 위해 '도파민에 대한 반응이 둔해지도록' 뇌 구조가 변화한다('다운레귤레이션'이라고 함). 이는 뇌가 정상적으로 기능하기 위한 방어 작용이다.

각성제를 끊으면 도파민이 줄어들어 정상적인 양으로 돌아가지만, 뇌는 대량의 도파민에 노출되었을 때와 동일하게 '도파민에 대한 반응이 둔해진' 구조로 남게 된다. 이렇게 둔해진 뇌는 각성제를 끊고 정상적으로 돌아간 도파민의 양으로는 부족함을 느낀다. 그래서 뇌는 더 많은 도파민을 갈구하게 되고, 그 결과 각성제에 또다시 손대게 되는 것이다. 이것이 각성제 의존증을 형성하는 메커니즘이다.

알코올은 도파민뿐 아니라 GABA라는 신경전달물질도 증가시킨다. GABA는 뇌를 억제하고 진정시키는 기능이 있다. 그래서 술을 마시면 기분이 안정되고 스트레스가 누그러지는 것이다. 이러한 GABA의 기능에 중독되어 매일 술을 마시게 되면 음주량이 늘어난다.

대량의 음주가 오랫동안 지속되면 뇌가 손상을 입는다. 손상된 뇌는 더 이상 통제되지 않고, 알코올을 끊을 수 없게 된다. 이렇게 해서 알코올 의존증이 형성된다.

그렇다면 당질은 어떨까? 당질 의존증의 메커니즘에도 도파민이 관여한다고 알려져 있는데, 과연 그럴까?

도파민이 늘어나면 환각과 망상이 일어난다. 그래서 각성제를 사용하면 '어둠의 조직이 나를 노리고 있다'라는 식의 피해망상을 곧잘 하게 되는 것이다. 하지만 당질을 과잉 섭취했다고 해서 환각과 망상이 일어나는 경우는 없다. 그러므로 도파민이 관여하고 있을 가능성은 적어 보인다.

신경전달물질인 세로토닌이 당질 의존증에 관여하고 있다는 설도 있다. 세로토닌은 우울증의 발단이 되는 물질이다. 뇌 속에서 세로토닌이 결핍되면 우울증이 발생한다. 그러므로 세로토닌을 늘리는 약(항우울제)을 투여하는 치료가 이루어진다. 하지만 당질 섭취량과 우울증 발병에는 아무런 관련이 없다. 당질과 세로토닌 사이에도 강한 관련성은 없어 보인다.

의존증은 뇌의 질환이다. 뇌에 깊이 작용하는 물질이 아니라면 의존증을 유발하지 않는다. 각성제나 알코올은 대량으로 섭취하면 뇌가 의식을 잃고 잠들어버린다. 이는 각성제와 알코올이 뇌에 깊이 작용한다는 증거다. 하지만 당질은 아무리 많이 먹어도 의식을 잃는 일이 없다. 당뇨병 환자나 격렬한 운동을 한 운동선수의 경우 일시적으로 혈당치가 떨어져 의식 저하에 빠지는 경우는 있지만, 당질을 보충해주면 금세 회복된다.

이상의 검증을 통해 나는 당질에 의존성이 없다고 믿는다. 그러므로 밥, 라면, 케이크를 아무리 좋아하는 사람이라도 마음만 먹으면 얼마든지 당질을 줄일 수 있다. '당질 의존증'은 존재하지 않는 병이다.

지질은 우선순위에 따라서

이어서 지질을 줄이는 방법을 살펴보자.

앞에서 말했듯이, 성인은 대개 섭취 칼로리의 25%를 지질로부터 얻는다. 30%에 가까운 사람도 상당히 많은데, 20%로 줄이도록 노력하기를 권한다.

지질에는 건강에 악영향을 끼치는 성분이 4가지 있다. 그것은 리놀산, 포화지방산, 트랜스지방산, 과산화지질이다. 이 4가지 성분부터 우선하여 줄여야 한다.

리놀산은 체내에서 만들 수 없기 때문에 식사를 통해 섭취해야 하는 필수지방산이다. 그런데 리놀산은 옥수수기름, 콩기름, 참기름 등 우리가 자주 쓰는 식물성 기름에 많이 함유되어 있기 때문에 자칫 과잉 섭취할 위험성이 있다. 리놀산을 과잉 섭취하면 체내에서 알레르기 반응이 쉽게 일어나게 된다.

지질을 줄이려면 리놀산이 풍부한 식물성 기름의 섭취를 억제해야 한다. 패스트푸드, 튀김, 가공식품은 조리 과정에서 리놀산이 첨가될 우려가 있다.

포화지방산은 육류의 지방 부위에 많이 함유되어 있음으로 차돌박이, 삼겹살, 다진 고기 등 지방 부위가 많은 육류의 섭취를 자제해야 한다. 포화지방산을 과잉 섭취하면 동맥경화증의 위험성을 높인다고 알려져 있다.

하지만 육류는 귀중한 단백질원이기도 하다. 단백질 섭취는 오히려 늘려야 하기 때문에 육류 섭취 자체를 줄여서는 안 된다. 닭고기의 경우에는 껍질을 벗겨 먹고, 쇠고기와 돼지고기의 경우에는 차돌박이나 삼겹살보다 지방 부위가 적은 안심 등의 살코기를 먹는다.

다진 고기는 기름기가 많음으로, 다진 고기로 만드는 햄버거, 미트볼, 만두 같은 요리를 피해야 한다.

트랜스지방산은 식물성 기름이나 물고기 기름을 인공적으로 굳혀서 만든 것이다. 마가린, 쇼트닝, 팻 스프레드 등에 함유되어 있고, 과잉 섭취하면 동맥경화증을 유발한다. 트랜스지방산이 많은 음식은 빵, 도넛, 과자, 케이크 등이다. 이 음식들은 당질도 너무 많기 때문에 무조건 줄여야 한다.

과산화지질은 산화한 기름을 뜻한다. 산화는 금속이 녹슬듯이 세포가 녹슬어 손상되는 현상을 말한다. 과산화지질은 이러한 산화를 체내에서 더욱 촉진한다. 산화는 노화와 암을 유발하는 원인이다.

기름을 써서 만들었다가 오랫동안 방치한 튀김이나 나물, 여러 번 사용해 상해버린 식물성 기름 등에 과산화지질이 함유되어 있음으로 피해야 한다.

집에서는 올리브기름을 쓰는 것이 좋다. 올리브기름은 리놀산과 포화지방산이 적고, 잘 산화되지 않는 특징이 있다. 다른 첨가물 없이 원료인 올리브 열매만 짜낸 신선한 엑스트라 버진 올리브 오일이 가장 좋다.

식물성 기름은 1큰술에 110칼로리다. 샐러드 기름이든 올리브 기름이든 칼로리는 동일하다. 다이어트할 때의 하루 권장 섭취량은 1~2큰술이다. 이 정도의 양이라면 볶음 요리는 하루에 한 번 정도 할 수 있지만, 튀김 요리는 불가능할 것이다. 삶기, 찌기, 저온 조리, 전자레인지 조리 등 가급적 기름을 사용하지 않는 조리 방법을 고민해봐야 한다.

1주일에 2번 '치트 데이' 활용법

어떤 다이어트 방법이든 꾸준히 지속해야 성과를 낼 수 있다. 다이어트는 단기전이 아니라 장기전이다. 한 달 정도는 간신히 식욕을 억제할 수 있더라도, 가시적인 성과가 나타나는 두세 달까지 버티기는 매우 힘들다. 그래서 다이어트를 꾸준히 지속할 수 있는 비결을 소개하겠다. 그것은 바로 '치트 데이(cheat day)'를 설정하는 것이다.

치트 데이는 '다이어트를 쉬면서 먹고 싶은 음식을 마음껏 먹는 날'을 가리킨다. '속임수(cheat)'라는 단어를 사용하는 데서 알 수 있듯이, '정해진 식단을 잘 지켜야 하지만, 하루 정도 속고 넘어가는 날'이라는 의미를 내포한다.

너무 엄격하게 다이어트에 임하면 눈에 보이지 않는 스트레스가 점점 쌓여 언젠가 터져버린다. 지금까지의 스트레스를 날려버리려는 듯이 식욕이 폭발해서 과식을 거듭하게 되고, 심지어 다이어트를 시작하기 전보다 살이 더 찌기도 한다. 그것이 바로 '요요 현상'이다.

　너무 엄격한 다이어트를 지양하고 의도적으로 치트 데이를 마련해 적당히 스트레스를 발산하면, 식욕 폭발에 브레이크가 걸려 요요 현상을 피할 수 있다.

　처음부터 치트 데이를 설정하면 다이어트 효과가 떨어지고 꾸준히 해나가겠다는 의욕이 감소하기도 한다. 그러므로 치트 데이는 첫 한 달 동안 열심히 다이어트에 힘쓴 자신에 대한 보상으로 다이어트 두 달째부터 도입하는 것이 좋다.

　두 달째 이후부터는 1주일에 2번 치트 데이를 설정한다. 마음 편히 쉴 수 있는 토요일과 일요일을 치트 데이로 정하는 것이 적절하다.

　치트 데이라고 해서 3끼 모두 폭식해서는 안 된다. 아침, 점심, 저녁 중 한 끼만 골라 먹고 싶은 음식을 마음껏 먹는 것이다. 1주일에 21번의 식사(3끼×7일) 가운데 2번을 폭식하더라도, 나머지 19번을 건강한 식단으로 유지한다면 다이어트하는 데 부족함이 없다.

술을 좋아한다면 밤에 큰마음 먹고 식당에 가서 꼬치구이를 안주 삼아 술을 들이켜도 좋을 것이다. 라면을 좋아한다면 낮에 맛집으로 소문난 라면 가게에 가서 곱빼기 라면을 시켜 먹어도 좋을 것이다. 아침형 인간이라면 일찍 일어나서 빵집으로 달려가 갓 구운 빵을 원하는 만큼 잔뜩 사 와도 좋을 것이다.

주말에 치트 데이가 기다리고 있다고 생각하면 힘이 솟아나서 평일에 다이어트를 열심히 할 수 있다. '다음 치트 데이까지만 참다가 저 음식을 꼭 먹어야지'라고 생각하면 식욕도 조절할 수 있고, 다이어트도 괴롭지 않게 된다. 우리 모두 다이어트에 성공할 때까지 힘내자.

필요한 운동의 가이드라인 알기

30살 이후에 건강한 생활을 하려면 운동이 필수다.

'운동을 알약으로 만들어 상품화할 수 있다면 어떤 약보다 효험이 좋을 것이다'라는 말이 있듯이, 운동의 효용은 크고 다양하다. 다이어트, 수면, 발기부전 등 이 책에서 다루는 여러 가지 건강 문제에도 운동은 어떠한 형태로든 긍정적으로 작용한다.

일단 어떤 운동이 필요한지부터 확인해보자. 나는 운동의 전문가가 아니기 때문에, 세계보건기구(WHO)의 지침을 참고했다.

WHO의 운동 지침(18~64세)

- 중간 강도의 유산소운동을 주 150분 이상 실시 혹은 고강도의 유산소운동을 주 75분 이상 실시(어느 쪽이든 운동 1회당 최소 10분 이상 실시하는 것이 바람직하다)
- 주요 근육을 움직이는 근력운동을 주 2회 이상 실시

유산소운동은 호흡을 꾸준히 지속하면서 몸을 율동적으로 움직이는 운동이다. 걷기, 조깅, 달리기, 수영, 자전거, 댄스 등이 대표적인 유산소운동이다.

중간 강도의 유산소운동으로는 걷기와 조깅을 들 수 있다. 걷기 운동을 할 때는 산책하듯이 여유롭게 걷다가 숨이 찰 만큼 빠른 걸음으로 걷기를 반복한다. 이에 익숙해지면 중간에 조깅을 끼워 넣는다(132쪽 참조). 매일 운동하는 경우에는 1회당 약 20분, 주 4회 운동하는 경우에는 1회당 약 40분, 주 3회 운동하는 경우에는 1회당 약 50분 운동하면 주 150분이라는 기준을 충족할 수 있다.

고강도의 유산소운동으로는 거의 숨이 찰 만큼 빠른 페이스로 하는 달리기, 수영, 자전거 등을 들 수 있다. 고강도의 운동이라 힘들 수 있기 때문에 중간 강도의 유산소운동을 어느 정도 지속하다가 체력이 붙고 나서 고강도의 유산소운동에 도전해보기 바란다.

근력운동은 근육에 저항을 가해 자극함으로써 근육의 감소를 막고 크기를 키운다. 운동 기구를 사용하는 머신 트레이닝, 덤벨을 사용하는 덤벨 트레이닝, 자신의 체중을 저항으로 활용하는 맨손 트레이닝 등이 있다.

초보자에게는 집에서도 안전하게 할 수 있는 맨손 트레이닝을 권한다. 근력운동은 올바른 자세로 실시하는 것이 중요한데, 동영상 사이트를 검색해보면 따라 해볼 만한 근력운동의 좋은 본보기를 많이 찾아낼 수 있을 것이다.

맨손 트레이닝인 스쾃, 팔굽혀펴기, 윗몸일으키기 등 3가지 운동만으로 전신의 거의 모든 근육을 단련할 수 있다. 10~20회를 한 세트로 잡고, 3~4세트 실시하는 것이 기본이다.

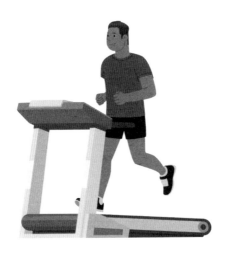

유산소운동이든 근력운동이든 한 번쯤은 전문 트레이너에게 지도를 받는 것이 좋다. 자신만의 어설픈 방식으로만 운동하다가는 다칠 위험이 있기 때문이다.

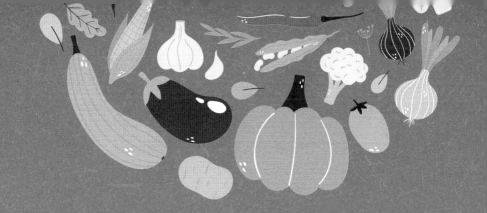

제2장

금주가 아닌 '절주'로 인생을 알차게

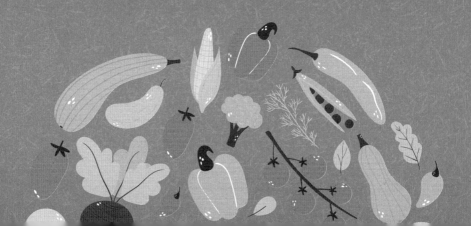

이번 장에서는 건강을 회복하기 위한 과음 억제 비결을 소개하겠다. 이번 장의 요점은 다음과 같다.

요점
① 절주로 얻을 수 있는 구체적인 장점을 머릿속에 떠올린다.
② 술을 완전히 끊을 필요까지는 없고, 절제하는 것만으로도 충분하다.
③ 무알코올 음료를 활용해 절주한다.
④ 하루의 음주량을 줄이기보다는 술을 아예 안 마시는 '간(肝) 휴식일'을 정한다.
⑤ 익숙해지면 간 휴식일을 늘려간다.

알코올이 가져오는 악영향

예전부터 '술은 백약 중에 으뜸'이라고 했다. 분명히 적당한 음주는 스트레스를 누그러뜨리고, 혈관을 확장해 혈액순환을 개선하거나 혈압을 낮춘다. 하지만 그것은 어디까지나 술을 적당히 마셨을 때의 이야기다. 과도한 알코올 섭취를 장기간 지속하면 심신에 뚜렷한 손상이 간다.

인생 100세 시대를 즐기기 위해서는 절제하는 음주(절주)가 중요하다. 30살이 넘은 사람은 자신이 술을 과음한다고 느낀다면 절주를 진지하게 고민해야 한다.

'담배는 끊어도 술은 못 끊겠다'는 사람도 있는데, 사실 술을 완전히 끊는 것이 아니라 음주량을 줄이는 것뿐이라면 금연보다 훨씬 쉽다. 그래서 나는 환자에게 금주보다 절주를 더욱 권한다. 이번 장에서는 절주하는 방법을 상세하고 꼼꼼히 전하려고 한다.

알코올의 해악은 다방면에 걸쳐 있다. 여기에서는 4가지 해악을 들어보겠다.

첫 번째 해악은 암을 유발하는 것이다. 앞에서 말했듯이, 암은 한국인의 사망 원인 1위다. 그리고 알코올과 그 대사물질인 아세트알데하이드에는 발암 성분이 있다.

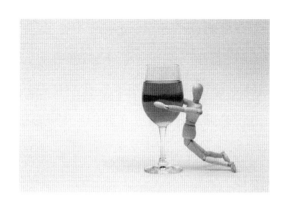

　세계보건기구의 2007년 보고서에서 음주는 구강암, 인두암, 식도암, 간암, 대장암, 유방암 등의 원인이라고 한다.

　두 번째는 우리 몸에서 매우 중요한 장기인 뇌를 망가뜨리는 것이다. 대량의 음주로 알코올에 절어 있는 뇌는 서서히 위축된다고 알려져 있다.

　세 번째 해악은 간에 막대한 손상을 입히는 것이다. 간은 알코올을 대사하는 장기이므로 알코올의 직접적인 영향을 받는다. 알코올로 인한 간의 질환을 '알코올성 간 질환'이라고 총칭한다. 알코올성 간 질환은 음주량이 많고 음주 기간이 길수록 지방간→알코올성 간염→간 경변으로 중증화한다.

네 번째는 통풍의 위험이 커진다. 통풍은 혈중 요산이 높은 상태 (고요산혈증, 요산치 7.0mg/dL 이상)가 오래 지속되어 엄지발가락 관절 등에 요산염 결정이 쌓이면서 심한 염증을 일으키는 병이다. 바람만 스쳐도 아프다고 할 만큼의 격통이기 때문에 '통풍(痛風)'이라는 이름이 붙었다. 통증 때문에 제대로 걸을 수조차 없어서 목발을 짚고 다녀야 할 정도다.

알코올을 섭취하면 체내에서 많은 요산이 만들어지는 동시에 요산을 배설하는 과정도 방해받음으로 체내에 요산이 잘 쌓이게 된다. 게다가 술안주로 즐겨 먹는 곱창, 건어물, 생선알, 성게, 간, 명란젓 등은 요산을 많이 함유하고 있어서 고요산혈증을 쉽게 야기한다.

고요산혈증은 통풍을 초래할 뿐 아니라, 심장병이나 뇌졸중의 발단이 되는 동맥경화증을 악화시키므로 절대 방심해서는 안 된다.

한국 사회는 술에 너무 관대하다

이상과 같이 알코올의 해악이 과학적으로 충분히 증명되었지만, 한국 사회는 술에 너무 관대하다.

술자리에서 행패를 부려도 술 취했다는 이유로 쉽게 용서받고, 선배가 강요하는 술을 억지로 마시다가 급성 알코올 중독으로 구급차에 실려 가는 사례도 끊이지 않는다. 한국에서는 편의점에서 24시간, 365일 언제든지 술을 살 수 있다. 나이 확인을 하기는 하지만, 제대로 하지 않는 경우도 많고, 요즘에는 청소년의 담배 심부름을 해주고 돈을 받는 어른도 종종 있어서 뉴스에 나올 정도다.

게다가 편의점에서는 맥주처럼 알코올 도수 5~6%의 약한 술뿐 아니라, 위스키나 진처럼 알코올 도수 40% 이상의 독한 술도 자유롭게 살 수 있다. 알코올 도수 7~9%의 저렴한 탄산주도 페트병에 든 생수나 녹차와 비슷한 가격으로 팔리고 있다. 이는 다른 나라에서는 있을 수 없는 일이다.

술을 전면 금지하는 이슬람국가의 예를 들 것까지도 없이, 자유로운 국가인 미국에서마저 술에는 다양한 규제를 적용한다. 미국에서 음주가 허용되는 나이는 20세가 아니라, 21세 이상이다. 술을 사려는 손님이 누가 봐도 명백한 21세 이상으로 보이지 않는다면, 술을 제공하는 식당이나 판매점에서 생년월일과 얼굴 사진이 들어간 신분증을 제시하라고 요구한다. 대체로 서구인보다 젊어 보이는 동양인은 30~40대이더라도 신분증 제시를 요구받는 사례가 적지 않다.

주(州)에 따라 상세한 규제 내용도 다른데, 기독교의 안식일인 일요일에 술을 팔지 못하도록 규제하는 곳도 있다. 오전에만 판매를 규제하거나, 알코올 도수에 따라 규제를 달리하는 주도 있다. 내가 연구원으로 근무했던 보스턴에서는 호텔 식당에서도 오전 11시 전에는 술을 내주지 않았다.

한국에서는 편의점에서도, 공원 혹은 강변에서도 삼삼오오 둘러앉아 맥주를 마시는 모습을 흔히 볼 수 있다. 반면에 미국에서는 실외나 공공장소에서 음주를 금지하는 주도 있다.

한국인은 알코올에 약하다

한국 사회가 술에 이렇게나 관대한데도, 한국인의 신체는 체질적으로 알코올에 약하다. 알코올은 간에서 분해·대사되는데, 분해는 2가지 과정으로 이루어진다. 가장 먼저 알코올은 알코올 탈수소효소(ADH)라는 효소에 의해 독성이 강한 아세트알데하이드로 분해된다. 이것이 첫 번째 과정이다. 이어서 아세트알데하이드는 2형 알데하이드 탈수소효소(ALDH2)에 의해 무해한 아세트산으로 분해된다. 아세트산은 간에서 나와 혈액을 통해 근육이나 심장으로 이동한다. 그리고 그곳에서 열에너지로 변환되고, 최종적으로 이산화탄소와 물로 분해된다.

간 기능은 기본적으로 그 크기에 비례한다. 간이 클수록 간 기능도 강한 셈이다. 당연히 체격이 클수록 체내의 장기(내장)도 커진다. 즉 체격 큰 서구인이 한국인보다 간도 크고 간 기능도 강하다. 한국인의 체격이 많이 커지긴 했지만, 이런 이유 때문에 아직은 평균적으로 한국인이 서구인보다 알코올에 약하다고 할 수 있다.

알코올 의존증의 양상에서도 서구인과 한국인 사이에는 차이가 있다.

서구인은 간 기능이 강하기 때문에 대량의 술을 오랫동안 꾸준히 마시더라도 간이 견뎌낸다. 그래서 알코올이 뇌에 침투해 뇌를 망가뜨리는 줄도 모른 채 술을 진탕 마시다가 알코올 의존증에 쉽게 걸린다.

그에 비해 상대적으로 간 기능이 약한 한국인은 알코올이 뇌를 침

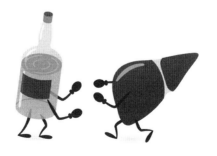

범할 때까지 대량의 알코올을 꾸준히 섭취할 수 없다. 그 전에 간이 먼저 망가지기 때문이다. 다소 단정적으로 이야기하긴 했지만, 서구인에게서 알코올 의존증 환자가 많은 반면에 한국인에게서 간부전 환자가 많은 것은 이 때문이다.

절제 있는 음주는 청주 한 홉

술은 마셔도 괜찮지만, 절제 있는 음주(절주)를 해야 한다. 절주 여부는 순 알코올량으로 판단한다. 술의 종류에 따라 알코올 함유량이 다르기 때문에 '술 몇 잔'이라는 식의 일률적인 기준을 정할 수 없다.

술에 함유된 순 알코올량은 알코올 도수와 용량으로 알아낼 수 있다. 예를 들어, 알코올 도수 15%인 청주를 한 홉(180mL) 마시면 섭취하는 순 알코올량은 다음과 같이 계산할 수 있다.

순 알코올량=180(mL)×0.15×0.8=21.6g

마지막에 '0.8'을 곱하는 이유는 알코올의 비중이 물의 80%이기 때문이다.

하루당 순 알코올량 20g을 절주의 상한으로 정한다 치면, 청주 한 홉보다 약간 덜 마시면 이 절주의 상한에 딱 맞출 수 있다.

장수 국가 일본에서는 100세 이상의 인구가 7만 명을 돌파했다.

2000년에 건강체력가꾸기사업재단에서 실시한 조사에서 100세 이상 남성의 약 22%는 음주 습관이 있었다. 그런데 음주량을 살펴봤더니 '청주 한 홉 미만'이 약 93%로 대부분을 차지했다. 이 정도라면 확실히 '술은 백약 중에 으뜸'이라고 할 만하다.

청주 외 다른 술의 순 알코올량 20g 기준은 다음과 같다.

순 알코올량 20g의 기준

맥주(도수 5%): 500mL

캔 탄산주(도수 9%): 280mL

소주(도수 25%): 100mL

위스키, 진(도수 40%): 60mL

와인(도수 12%): 200mL

위와 같은 절제된 음주량을 쭉 지킨다면 건강한 애주가가 될 수 있을 것이다.

알코올 의존증의 실태

하루 평균 순 알코올 60g 이상 섭취하는 사람을 '다량 음주자'로

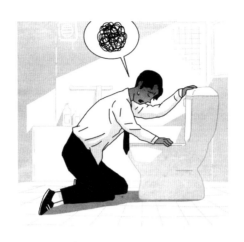

정의해보자. 이들은 절제 있는 음주량의 3배 이상을 마시는 사람들이다. 더 쉽게 말하면, 다량 음주자는 평일에 매일 밤 만취할 때까지 술을 마시는 사람들이라고 할 수 있다. 휴일에는 대낮부터 마시다가 그대로 낮잠에 빠져들기도 한다.

그런데 다량 음주자와 알코올 의존증 환자는 완전히 다르다. 내 진료실을 찾는 환자들 가운데는 마치 위험한 비밀을 폭로하듯이 "사실 저는 알코올 중독자예요"라고 살며시 고백하는 분들도 있지만, 그중 대다수는 단순한 다량 음주자일 뿐이다.

다량 음주 자체는 질병이 아니지만, 알코올 의존증은 엄연한 질병이어서 전문가의 치료가 필요하다. 그리고 알코올 의존증은 모두가 상상하는 것만큼 만만한 질병이 아니다. 알코올 의존증의 진정한 실태는 다음과 같다.

알코올 의존증은 초기 단계에서 매일 밤 술을 마시게 된다. 이를 습관적 음주라고 한다.

이어서 다음 단계에서는 매일 밤 만취할 때까지 마시다가 곯아떨어지는 나날이 이어진다. 이를 다량 음주 단계라고 한다. 이 시점에는 아무리 과음하더라도 다음 날 아침에 늦지 않고 일어나 출근한다. 오전에 가벼운 숙취가 남아 있는 경우도 있을 것이다.

위와 같은 다량 음주를 지속하다 보면, 휴일에 점점 낮부터 술을 마시게 된다. 더 진행되면 휴일에 일어나자마자 아침부터 술을 마신다.

그보다 더 악화되면 휴일 전날에 이미 과음 상태가 되었다가 휴일 아침에 일어난 직후부터 술을 또 마시기 시작해 낮 무렵에 만취한 상태가 되어 곯아떨어진다. 그리고 저녁에 일어나자마자 또다시 술을 마시기 시작해 밤이 되면 또 만취한 상태로 곯아떨어진다. 만취해서 잠들면 수면의 질이 떨어져서 얕은 잠을 자게 되니 밤중에 문득 깨어버린다. 그렇게 깨어나면 또 그 직후부터 술을 마시기 시작하다가 새벽녘에 또 만취해서 잠든다. 요컨대 음주→만취→수면→음주→만취→수면의 패턴을 거듭할 뿐이다. 이렇게 주말만 되면 잠들어 있는 시간 외에는 쭉 술 취한 상태로 지내게 된다. 이를 '주말 연속 음주'라고 한다.

휴일이 끝난 월요일에는 아침에 겨우겨우 일어나서 어떻게든 출근한다. 하지만 이렇게 술에 절어 있는 상태로 일을 제대로 할 리가 없다.

결국 아침에 더 이상 일어날 수 없는 지경에 이르고, 월요일만 되면 지각이나 결근을 밥 먹듯 하게 된다. 처음에는 어렵사리 이불 밖으로 기어 나와 회사에 전화를 걸어 몸이 안 좋다는 핑계를 대고서 오후부터 간신히 업무를 시작한다. 하지만 이런 일이 쌓이다 보면 월요일 오후가 되어도 일어나지 못하게 되어 무단결근을 하고 만다. 이 시점에서 이미 다량 음주자의 수준을 넘어섰지만, 아직 진정한 알코올 의존증까지 이르렀다고 할 수 없다.

증상이 더욱 진행되면 평일 아침부터 술을 마시기 시작한다. 그렇게 만취하고 곯아떨어진 다음 날, 일어나자마자 또 술을 입에 댄다. 이제 회사 일은 완전히 뒷전으로 밀려난다.

그와 동시에 알코올에 의한 타격으로 간 기능이 떨어지므로 만성 피로에 시달린다. 간은 알코올 분해 외에 체내 에너지대사의 컨트롤 타워 역할을 한다. 그런 간이 심각한 손상을 입으면 피로가 풀리지 않고, 생기를 완전히 잃어버린다. 너무 기운이 없어서 우울증으로 오해받는 경우도 있다.

이런 지경에 이르러야 진정한 알코올 의존증이라고 할 수 있다.

알코올 의존증이 뇌 질환이라고?

알코올 의존증이 심각한 단계에 이르면 당연히 회사에서 해고당할 것이다. 너그러운 회사라면 '다 나을 때까지 푹 쉬라'면서 병가를 줄 수도 있겠지만, 푹 쉰다고 해서 술을 끊을 수 있는 것은 아니다. 오히려 매일 쉬다 보면 음주→만취→수면→음주→만취→수면의 사이클을 영원히 반복할 뿐이다.

이러면 간 상태는 악화되고, γ-GTP 수치가 3자릿수나 4자릿수가 된다. γ-GTP는 간에서 단백질을 분해하는 효소의 일종이며, 음주량이 많으면 혈중 수치가 상승한다. 정상 수치는 남성이 50IU/L 이하, 여성이 30IU/L 이하다. 그런데 그 수치가 3자릿수나 4자릿수가 된다는 것은 간이 완전히 망가졌다는 뜻이다.

알코올 의존증 환자 중에는 의사나 가족에게 한 소리 들을까 봐 걱정되어 건강진단 1주일 전부터 술을 줄이면서 γ-GTP 수치를 낮춰보려는 사람도 있다. 하지만 그것은 쓸데없는 저항이다. γ-GTP

수치의 반감기(수치가 반으로 줄어들 때까지 걸리는 시간)는 보통 10일이며, 술을 오랫동안 마셔온 사람이라면 반감기가 28일까지 늘어나기 때문에, 1주일 동안 술을 줄이는 것만으로는 γ-GTP 수치가 갑자기 개선되지 않는다.

알코올 의존증은 의지가 약한 한심한 사람이나 걸리는 질환이라고 생각할지도 모른다. 하지만 그것은 매우 잘못된 생각이다. 알코올 의존증은 알코올에 의해 오랫동안 뇌가 손상되어 일어나는 질환이다. 뇌에서 알코올에 대한 의존성이 일단 확립되면 더 이상 본인의 의지로는 음주를 통제할 수 없다. 그런 점에서는 마약에 대한 의존성과 완전히 동일한 구조다.

마약을 투약한 죄로 교도소에 들어가서 일시적으로 마약을 끊었던 사람이 석방된 후에 또다시 마약에 손대는 이유는 뇌 속에서 확립된 의존성의 구조가 달라지지 않기 때문이다. 마약 사범이 마약을 쉽게 끊을 수 없는 것처럼, 알코올 의존증 환자는 술을 쉽게 끊을 수 없다. 전문적인 병원에서 철저한 치료를 받는 수밖에 없다.

치료를 받지 않는 알코올 의존증 환자의 말로는 가족과 사회로부터 버림받고 노숙자가 되는 것이다. 노숙자는 대부분 어떠한 형태로든 의존증을 앓고 있다. 서구의 노숙자에게는 약물 의존증이 많지만, 한국의 노숙자에게는 알코올 의존증이 많다. 한국에서는 서구보다 위법 약물을 구하기 어렵지만, 술은 합법적으로 24시간, 365일 쉽게 구할 수 있기 때문이다.

절주로 얻을 수 있는 5가지 장점

지금까지 알코올 의존증의 실태를 살펴보았다. 매일 술을 마시면서 '내가 혹시 알코올 의존증이 아닐까?'라고 불안해했던 사람도 자신이 단순한 다량 음주자일 뿐임을 깨달았을 것이다. 그렇다면 이야기를 다량 음주자로 되돌려보자.

다량 음주는 알코올 의존증과 달리 질환이 아니므로 병원에 가지 않아도 본인의 힘으로 극복할 수 있다. 다량 음주자가 지향해야 할 것은 금주가 아니라 절주다.

알코올 의존증에 걸리면 완전히 술을 끊는 금주가 필요하지만, 다량 음주자는 무리하게 술을 끊을 필요가 없다. 알코올성 간 질환이나 통풍 등을 예방하고, 건강하게 지내기 위해서는 절주만으로 충분하다. 다량 음주자는 알코올 의존증 단계로 넘어가기 전에 자신의 음주 습관을 되돌아보아야 한다.

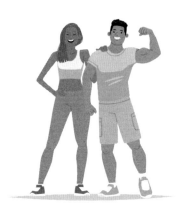

　술을 단번에 딱 끊는 것도 나름대로 괜찮은 방법일 수 있지만, 처음부터 지나치게 높은 목표를 세우면 실패할 가능성이 크다. 여러 번 실패를 거듭하다 보면 음주량을 통제하려는 의욕마저 떨어질 우려가 있다. 그러므로 처음에는 목표를 낮춰 금주가 아닌 절주부터 달성하도록 노력하는 편이 좋다.

　절주에 성공하는 비결은 음주량을 줄임으로써 얻을 수 있는 장점을 의식하는 것이다. 그것이 훌륭한 동기부여로 작용하기 때문이다. 뒤에서 설명하겠지만, 절주를 위해서는 하루의 음주량을 줄이기보다는 술을 아예 안 마시는 간 휴식일을 정하는 것이 좋다.

　절주의 장점으로는 다음의 5가지를 들 수 있다.

장점1 생산적이고 풍요로운 시간을 보낼 수 있다

다량 음주자는 매일 밤 술을 마신다. 하루 일을 끝내자마자 술을 마시기 시작해서 만취한 채 잠자리에 드는 생활의 반복인 것이다. 그런 생활 패턴으로는 저녁에 술 마시는 일 외에 생산적인 일을 전혀 할 수 없다.

술 취한 상태로는 텔레비전이나 영화를 만족스럽게 볼 수 없고, 책조차 한 쪽도 읽을 수 없다. 취미를 즐길 시간도 없고, 자기계발을 위해 영어나 자격증 공부를 할 시간도 없다. 당연히 운동할 시간도 낼 수 없을 것이다.

오후 7~12시까지의 5시간을 매일같이 술만 마시면서 헛되이 보낸다면, 1년 동안 5시간×365일=1,825시간(=76일=약 두 달 반)을 허공에 날려버리는 셈이다. 너무 아깝다고 생각하지 않는가?

술 마시는 날을 줄인다면 이 시간을 효과적으로 사용할 수 있다. 좋아하는 텔레비전 프로그램, 영화, 책을 볼 수 있고, 취미를 즐길 시간도 늘어나서 마음이 풍요로워질 것이다. 이 시간을 자기계발에 할애한다면 업무 능력이 향상되고, 승진과 연봉 상승을 기대할 수 있어서 인생이 풍요로워질 것이다. 운동에 시간을 활용한다면 건강한 신체를 유지할 수도 있다. 따라서 절주하지 않으면 그만큼 손해다.

장점 2 **돈을 낭비하지 않게 된다**

술을 줄이면 술값도 줄어든다. 식탁에 술을 올리지 않는다면, 특별한 때가 아니면 한 끼 식사비를 2만 원 이상 쓰지는 않을 것이다. 하지만 식사하면서 다량의 음주를 한다면 적게 잡아도 약 2만 원이 더 추가될 것이다. 1년으로 환산하면 2만 원×365일=730만 원, 1달에 약 60만 원이다. 절주를 통해 음주량을 반으로 줄이면 1년 동안 약 365만 원, 매달 30여만 원을 아낄 수 있다.

365만 원이면 1년에 1번 배우자와 함께 해외여행을 다녀올 수 있다. 매달 30만 원이 더 생기면 지금보다 넓은 아파트에 살거나, 직장과 조금 더 가까운 위치의 아파트로 이사 갈 수도 있다. 술을 6년 동안 줄여서 2,160만 원을 아끼면 오래된 아파트를 살 계약금 정도의 자금을 마련할 수도 있다.

술 취한 동안에는 인생에 도움이 될 만한 일을 하나도 할 수 없을 뿐 아니라, 여러 가지 일을 가능하게 해줄 돈마저 빼앗기는 셈이다.

장점 3 몸 상태가 좋아지고, 업무 능력이 향상된다

술을 마시면 그 순간만큼은 기분이 좋아지지만, 나중에는 몸 상태가 반드시 나빠진다. 다음 날까지 숙취가 남아 있으면 어떤 일이든 적극적으로 해내지 못한다. 별다른 근거도 없이 자신이 술에 강하다고 믿고 있는 사람도 많은데, 알코올은 신체에 상상 이상으로 오랫동안 악영향을 끼친다.

혈중알코올농도는 음주 후 30분 후에 절정에 달했다가 서서히 떨어진다. 체격과 체질에 따라 개인차가 있지만, 한 시간 동안 처리할 수 있는 알코올의 양은 남성이 9.0g, 여성이 6.5g이다.

가령 청주 5홉(순 알코올량으로 108g)을 마시면 남성의 경우 그 알코올을 완전히 대사하기까지 12시간이 걸린다. 밤 7시부터 9시까지 술을 마셨다면 다음 날 오전 9시가 되어야 겨우 술에서 완전히 깰 수 있는 것이다. 본인은 밤에 푹 잤다고 생각해도 몸에는 피로가 남아 있는 셈이다.

이렇게 술을 마셔서 1년 내내 몸이 불편하고 지쳐 있으면 무엇이든 뒤로 미루려고 한다. 그 결과 처리하지 못한 업무들이 쌓여 매번 식은땀을 흘리며 마감에 쫓기다가 간신히 일을 마무리하게 된다. 그런 외줄 타기 같은 생활은 오래가지 않는 법이다. 언젠가 뼈아픈 실수를 저질러서 자신의 경력에 먹칠을 하게 될 것이다.

절주를 실천하면 간에 불필요한 부담을 주지 않고, 내장에 밤샘 작업을 강요할 필요도 없으며, 몸도 가벼워진다. 그러면 행동도 적극적으로 변하고, 일도 척척 해낼 수 있다. 전에는 '위층의 영업부에 볼일이 있는데, 직접 가기 껄끄러우니까 이메일만 보내고 말자'라고 생각했는데, 절주를 통해 행동이 적극적으로 변하면 '영업부에 볼일이 있는데, 직접 가서 이야기해야지. 운동 삼아 엘리베이터를 안 타고 계단으로 가야겠다'라고 생각하게 된다.

행동력이 높아져서 그 자리에서 재빨리 판단하고 필요한 일을 필요한 타이밍에 실행할 수 있게 되면, 업무 능력이 향상되어 그 분야의 진정한 프로로 성장할 수 있을 것이다.

장점 4 외모가 아름다워진다

매일같이 밤늦도록 술에 취해 해롱거리다가 쓰러져 잠드는 생활을 이어나가다 보면 만사가 귀찮아져서 샤워도 안 하고 넘어가는 날이 많아진다. 다음 날 아침에라도 정신 차려서 샤워를 하면 좋겠지만, 숙취 탓에 늦잠을 자서 샤워할 여유도 없다. 날마다 이런 생활이라면 불결해질 수밖에 없다. 머리 모양을 가다듬거나, 피부 관리를 하거나, 수염을 깎을 시간조차 없을 것이다.

다량의 음주를 지속하다 보면 술독이 올라 얼굴이 검붉은 빛을 띠기 시작한다. 술독 때문에 안색이 나빠지면 건강하지 못하다는 인상을 줄 수밖에 없다.

술을 줄이면 매일 밤 목욕을 해서 온몸을 청결하게 유지할 수 있다. 그리고 매일 아침 일찍 개운하게 일어날 수 있으므로 머리 모양을 가다듬고, 피부 관리를 하고, 수염을 깎을 시간적 여유도 생겨난다.

또한 술에 함유된 여분의 칼로리를 섭취하지 않게 되면 몸이 탄탄해진다. 술독도 사라지고, 얼굴도 탱탱해진다. 청결감이 더해져 몸가짐이 단정해지고, 체형과 표정도 살아나서 아름다워진다.

성형수술에 성공하면 흔히 "인생이 달라졌다"라거나 "나를 친절하게 대해주는 이성이 늘었다"라고 말하는데, 다량 음주자는 성형수술 없이 술을 줄이는 것만으로도 그와 비슷한 상황을 체험할 수 있다. 이것이 어찌 이득이 아니겠는가?

의사소통 능력이 좋아진다

고독도 음주 욕구를 부추기는 요소 중 하나이며, 다량 음주자는 대부분 혼자서 술을 마신다. 날마다 혼자서 술을 마시면 다른 사람과 이야기하는 것이 귀찮아지고, 얼른 혼자가 되어 술을 마시고 싶다는 생각으로 머릿속이 꽉 찬다. 그러면 온라인으로든 오프라인으로든 남들과 만남 자체가 사라져버리고, 주위 사람들과 만족스러운 의사소통을 할 수 없게 된다.

술을 줄이는 동시에 술을 아예 안 마시는 간 휴식일을 정해두면 서둘러 혼자가 될 필요가 없어지기 때문에 온라인이나 오프라인에서 주변 사람들과 의사소통을 할 기회가 많아진다. 상사나 동료와 의사소통을 할 수 있게 되면 업무상으로도 도움이 된다. 의사소통을 잘하게 되면 생각지도 못한 멋진 이성을 만나게 될지도 모른다.

이상의 5가지 장점을 마음에 새긴다면, 간 휴식일을 주 1일에서 주 2일, 주 3일, 주 4일…로 늘려나갈 수 있다.

절주를 시작하고, 절주의 장점을 몸소 느낀다면 지금까지 술에 얼마나 쓸데없는 돈을 써댔는지, 얼마나 불건전하고 비생산적인 나날을 보내왔는지 통감하게 된다. 그리고 '매일 술에 취해 있기보다 풍요로운 생활을 보내며 업무에도 지장 없이 즐겁게 살고 싶다'라고 스스로 원하게 될 것이다.

반년 이상 절주 생활을 꾸준히 해서 자연스럽게 그런 생각을 하게 된다면, 그 후로도 쭉 절주를 지킬 수 있을 것이다. 이제부터 그 구체적인 방법을 소개하겠다.

실패하지 않는 절주 방법

절주 방법 ① 주 1일의 반나절 '간 휴식일'을 만든다

다량 음주자가 술을 줄일 때는 하루하루의 음주량을 줄이는 것이 아니라, 술을 마시지 않는 날, 이른바 간(肝) 휴식일을 만들어야 한다. 하루하루의 음주량을 줄이는 것보다는 음주 일수를 줄이는 편이 훨씬 간단하다. '오늘은 한 잔만 마셔야지'라고 미리 마음먹어도 술을 일단 마시기 시작하면 이성을 잃고 자신과의 약속을 지킬 수 없기 때문이다. 또한 간 휴식일을 정하는 편이 몸에 손상이 덜하고, 건강을 유지하는 데도 좋다. 날마다 알코올 해독에 바쁜 우리 간에 귀중한 휴식을 선물하자.

처음에는 난이도가 낮아야 시작하기도 쉽고 절주 성공률도 높다. 그러므로 주 1일의 간 휴식일을 설정하는 것부터 출발하자. 간 휴식일을 정했더라도 갑자기 술을 안 마시기는 어려우니 초기에는 간 휴식일을 반나절만 지키는 것도 좋다. 이 정도의 난이도라면 오랫동안 매일같이 술을 마시던 다량 음주자라도 '이쯤이야 참을 수 있을 것 같아'라는 생각에 가볍게 도전해볼 수 있게 된다.

다량 음주자는 취할 수만 있다면 어떤 술이든 상관하지 않기 때문에, 음주량을 줄이려고 할 때는 되도록 저렴하고 도수가 낮은 술을 선택하는 것이 좋다. 알코올 도수 5~6%의 탄산주나 맥주가 좋을 것이다. 요즘 많이 출시되는 무알코올 음료도 괜찮다.

'주 1일 반나절 간 휴식일' 작전은 다음의 네 단계로 차분히 진행한다.

스텝 1. 매우 느슨한 수준

1주일에 하루를 반나절 간 휴식일로 정하고, 그날에는 탄산주(350mL) 2캔과 무알코올 맥주(350mL) 2캔만 마신다.

만약 무알코올 맥주가 허전하게 느껴진다면 진짜 맥주와 섞어 마셔도 괜찮지만, 과음하고 싶은 충동이 느껴지지 않을 정도로만 억제해야 한다.

1주일에 하루를 반나절 간 휴식일로 정하고, 그날은 탄산주(350mL) 1캔과 맥주(350mL) 1캔과 무알코올 맥주(350mL) 2캔만 마신다.

만약 무알코올 맥주가 허전하게 느껴진다면 진짜 맥주와 섞어 마셔도 괜찮지만, 과음하고 싶은 충동이 느껴지지 않을 정도로만 억제해야 한다.

1주일에 하루를 반나절 간 휴식일로 정하고, 그날은 맥주(350mL) 2캔과 무알코올 맥주(350mL) 2캔만 마신다.

만약 무알코올 맥주가 허전하게 느껴진다면 진짜 맥주와 섞어 마셔도 괜찮지만, 과음하고 싶은 충동이 느껴지지 않을 정도로만 억제해야 한다.

1주일에 하루를 반나절 간 휴식일로 정하고, 그날은 맥주(350mL) 1캔과 무알코올 맥주(350mL) 2~3캔만 마신다.

만약 과음하고 싶은 충동이 느껴진다면 모두 무알코올 맥주로만 마셔야 한다.

스텝 1을 1주일에 한 번 실천하고서 한 주마다 스텝 2→스텝 3→스텝 4로 넘어간다.

스텝 4까지 성공했다면 진짜 맥주를 끊고, 무알코올 음료만 마신다. 이때부터가 진정한 간 휴식일이라고 할 수 있다. 그러다가 무알코올 맥주마저 질려서 안 마시게 되면 돈도 아낄 수 있다.

절주 방법 ② 간 휴식일을 주 2일→주 3일→주 4일로 늘려간다

주 1일의 간 휴식일에 술을 입에 대지 않는 상태로 1개월을 보냈다면, 이어서 간 휴식일을 주 2일로 늘려본다. 이렇게 추가된 간 휴식일에 또 갑자기 술을 끊기는 어려우므로, 앞에서 설명한 반나절 간 휴식일을 실천하는 스텝 1~스텝 4를 준용해서 단계적으로 술을 끊는다.

그런데 심각한 다량 음주자가 이틀 연속으로 간 휴식일을 실천하기는 힘들 것이다. 주 2일의 간 휴식일을 월·목 혹은 수·토처럼 며칠 간격으로 떨어뜨려 놓는 것이 좋다. 뇌는 급격한 환경 변화를 싫어하기 때문이다.

주 2일의 간 휴식일을 1개월 동안 실천했다면, 이어서 주 3일의

간 휴식일을 설정해보자. 이번에는 주 3일 중 이틀을 연속으로 금주하는 날로 만든다. 예를 들어, 월·화·금, 화·수·토의 조합으로 간 휴식일을 설정하는 것이다.

술을 끊으면 간에 대한 부담이 매우 줄어든다. 그리고 하루보다는 이틀 연속으로 금주해야 간이 마음 놓고 푹 쉴 수 있다. 그러면 간이 건강해지고, 몸 상태도 부쩍 좋아진다. 이렇게 긍정적인 변화를 자각하게 되면 날마다 술을 마시던 것이 얼마나 자신에서 해로웠는지 통감하게 된다. 그것이 절주의 동기부여가 되고, 간 휴식일을 더욱 늘려가는 의욕을 준다. 술을 마시지 않아 몸 상태가 좋아지는 것을 직접 느낀다면, 술 마시는 날의 음주량에도 조금이나마 제동이 걸릴 것이다.

주 3일의 간 휴식일을 1개월 동안 실천했다면, 이어서 주 4일의 간 휴식일을 설정해보자. 이번에는 모든 간 휴식일을 이틀 연속이 되게 짠다. 예를 들어, 월·화＋금·토의 조합으로 간 휴식일을 설정하는 것이다. 이 단계에 이르면 술 마시는 날보다 술 마시지 않는 날이 많아진다. 다량 음주를 하던 때와 비교하면 알코올 총섭취량은 뚝 떨어진다. 막대한 알코올을 처리하느라 힘들었던 간도 모처럼 편히 휴식을 취할 수 있다. 나는 주 4일의 간 휴식일을 최종 목표로 삼아도 괜찮다고 생각한다.

'더 할 수 있다!'라는 자신감이 있다면, 간 휴식일을 하루 더 늘려 주 5일의 간 휴식일을 목표로 삼아도 상관없다.

과음 충동을 참지 못하면 어떻게 할지 정해둔다

절주를 습관화하는 과정에서는 과음 충동을 참지 못하는 순간이 찾아오기 마련이다. 그런 사실을 염두에 두고, 어떻게 대처해야 좋을지 미리 정해두어야 한다.

술 마시는 사람은 목이 마르거나 배가 고프면 문득 술이 당긴다. 그럴 때는 술이 아니라 생수를 마셔서 갈증을 달래거나, 공복을 채우기 위해 가볍게 무언가를 먹는 것이 좋다. 무당 탄산음료는 의외로 맥주나 탄산주의 대용품이 될 수 있다. 다만 단맛이 강한 탄산음료는 비만으로 이어질 수 있음으로 피해야 한다.

하루 업무를 마무리하고 홀가분해진 순간이나 아무 약속도 없는 무료한 휴일 오후 등 술이 당기는 타이밍을 미리 알고 있다면, 술 취하면 절대 할 수 없는 일을 그 타이밍에 시도하는 것도 음주를 회피하는 현명한 방법이다.

술 취하면 할 수 없는 일의 대표 격이 바로 운동이다. 하루 일이 끝나면 집이나 헬스클럽에서 운동을 하자. 다량 음주자 중에는 잠들기 위해 술을 마시는 사람도 많지만, 술 마시지 않고 운동하는 것만으로도 육체적인 피로가 쌓여 졸음이 쏟아지고 푹 잘 수 있다. 휴일 오후에 술을 마시고 싶어지면, 집 근처 공원이나 강변을 가볍게 달리는 것도 좋다.

혹시나 간 휴식일에 음주 충동을 이기지 못해 술을 마셔버렸더라도 좌절할 필요는 없다. 한 번의 실수는 커다란 문제가 아니다. 절주 습관은 그 정도의 실수로는 깨지지 않는다. 결코 자기혐오에 빠지거나 짜증 낼 일이 아니다. 실수한 다음 날부터 다시 절주 생활을 시작하면 될 일이다.

다만 절대 해서는 안 되는 행위가 하나 있다. 그것은 바로 연속으로 실수하는 것이다. 정신의학 용어 중에 '연속 음주 발작'이라는 것이 있는데, 이 때문에 알코올 의존증 단계에 이르면 절주가 아니라 아예 금주를 해야 한다. 금주하는 사람이 '한 번쯤은 괜찮겠지'라는 생각에 술을 입에 대면, 이후 멈출 수 없고 연일 술을 마시는 상황에 빠지게 된다.

한 번의 실수는 상관없지만, 결코 그것을 거듭하면 안 된다. 특히 절주 생활이 1년 미만일 경우, 실수가 연속으로 일어나면 절주 습관을 포기하게 될 수도 있다. 절주 습관이 1년을 넘을 때까지는 간 휴식일에 음주하는 날이 2번 이상 되지 않도록 노력해야 한다.

외발적 동기부여에서 내발적 동기부여로

어느 정도의 운동이 필요한지 아는 것과 그것을 꾸준히 실천하는 것은 별개의 문제다. 운동에 동기를 어떻게 부여하고 유지하면 좋을까?

심리학에서는 어떤 일을 성취하려는 동기가 일어나는 기전을 '외발적 동기부여'와 '내발적 동기부여'로 설명한다.

외발적 동기부여는 외부적인 원인으로 의욕이 솟아나 행동으로 옮기는 것을 말한다. 회사로 예를 들면, '상사에게 혼나고 싶지 않다', '동료보다 빨리 출세하고 싶다', '연봉을 높이고 싶다' 등의 동기로 일상 업무를 수행하는 것이 외발적 동기부여다.

내발적 동기부여는 자신의 내면에서 솟아나는 흥미, 관심, 의욕을 토대로 행동하는 것을 말한다. 업무에서 재미를 느껴서 그 업무를 열심히 수행하는 것이 내발적 동기부여다.

외발적 동기부여로는 당근이 눈앞에 매달려 있어야 의욕을 유지할 수 있다. 내발적 동기부여로는 당근이 없어도 열심히 활동할 수 있다. 그래서 일반적으로 외발적 동기부여보다 내발적 동기부여가 활동을 꾸준히 하는 데 유리하다.

이러한 사고방식을 운동에 응용하면 어떨까?

'살을 빼고 건강해지고 싶다', '아름다운 몸매를 만들고 싶다', '양질의 잠을 자고 싶다', '발기부전을 해소하고 싶다' 이런 목표로 운동을 시작하는 것은 모두 외발적 동기부여다. 운동 자체에 의욕의 원천이 없기 때문이다.

운동 습관이 없는 사람이라면 누구나 처음에는 외발적 동기부여로 시작한다. 그런데 운동을 꾸준히 하다 보면 몸을 움직이고 땀을 흘리는 것 자체에서 쾌감을 느낀다. 그러면 운동 자체가 즐거워지고, 외발적 동기부여에서 내발적 동기부여로 전환된다. 내발적 동기부여로 운동을 지속하면 다이어트와 몸매 관리에 긍정적인 효과를 얻을 수 있다.

반대로 말하면, 내발적 동기부여로 전환할 수 있는 운동을 찾아야 한다. 48쪽에서 WHO의 운동 지침을 소개한 바 있다. 유산소운동으로는 걷기와 조깅 등을, 근력운동으로는 맨손 트레이닝 등을 권했는데, 그런 운동들이 전혀 즐겁지 않으면 오래 지속할 수 없다.

달리기 운동이 지루하다면, 테니스나 축구 같은 스포츠로 즐기면서 유산소운동을 하는 방법을 찾아본다. 댄스도 훌륭한 유산소운동이 된다.

근력운동 중에서 스쾃이나 팔굽혀펴기가 지루하다면, 약간 난이도 높은 요가, 볼더링, 맨손으로 텃밭 가꾸기 등 근력운동의 요소가 있는 운동을 하면 된다.

무슨 운동을 하든 스스로 즐거움과 의욕을 느낄 수 있는 종목을 찾으면 된다.

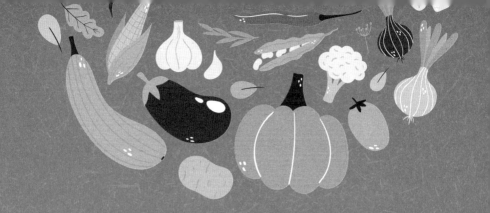

제3장

욕구를 분산해
의존을 억제한다

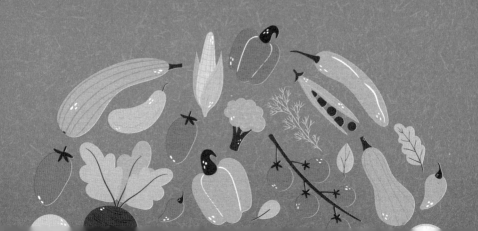

생리적 욕구와 사회적 욕구

이번 장에서는 제1장의 '식욕 다스리기'와 제2장의 '절주'를 실행하기 위한 강력한 뒷받침이 되는 방법을 이야기해보자. 이 방법을 알면 식사 제한이나 절주를 쉽게 실천할 수 있게 된다. 간단히 말하면, 식욕과 음주욕을 성욕으로 전환해 욕구를 분산하는 방법이다.

인간의 욕구에는 식욕, 성욕, 수면욕, 배설욕, 휴식욕 등이 있다. 이런 욕구들은 인간을 포함한 모든 동물의 본능이다. 먹지 않고, 잠자지 않고, 배변·배뇨하지 않고, 쉬지 않으면 살아갈 수 없다. 성행위를 하지 않으면 종을 보존하지 못해서 인간이 멸종한다. 그러므로 이 모든 욕구는 동물이라면 꼭 필요한 것이다. 다만 인간의 다양한 문화가 그런 욕구들에 커다란 영향을 끼치고 있을 뿐이다.

길거리에 나가면 식당이 즐비하고 맛있는 음식을 얼마든지 먹을 수 있다. 현대는 이른바 포식의 시대다. 길거리에는 성 서비스를 제공하는 가게도 넘쳐난다. 인간의 식욕과 성욕이 처한 상황은 다른 동물과는 크게 다르다. 현재 식욕과 성욕은 배고픔을 채우거나 종을 번영시킨다는 생리적 욕구의 차원을 이미 넘어섰다. '더 맛있는 음식을 먹고 싶고, 더 즐거운 성생활을 하고 싶다'는 욕구로 발전했다.

'더 맛있는 음식을 먹고 싶다', '더 즐거운 성생활을 보내고 싶다'라는 욕구는 생리적 욕구가 아니라 사회적 욕구다. '돈을 벌고 싶다', '출세하고 싶다'와 같은 욕구와 근본적으로 동일하다. 이런 욕구가 의존을 초래한다.

의존의 원천은 쾌락

앞에서 각성제나 알코올에는 의존성이 있지만, 당에는 의존성이 없다고 지적했다. 하지만 살찐다는 것을 알면서도 단 음식이나 라면을 끊지 못하는 사람이 많다. 각성제, 술, 케이크, 라면의 공통점은 대체 무엇일까? 그것은 바로 '쾌락'이다.

각성제를 투약하면 흥분을 느끼고 황홀감을 얻을 수 있다. 술을 마시면 황홀감과 함께 억제되지 않는 자기애를 느낄 수 있다. 음식을 먹으면 뛰어난 맛을 통해 커다란 만족감을 얻을 수 있다. 이 모든 것이 쾌락이다. 인간은 이러한 쾌락을 붙잡으려 약물 남용, 과음, 과식에 빠지는 것이다.

이로써 의존의 원천이 쾌락임을 이해했을 것이다. 그러면 이 쾌락을 어떻게 처리해야 의존을 고칠 수 있을까?

약간 허무한 대답일 수도 있겠지만, '어차피 인간은 의존을 끊을 수 없다'가 정답이다. 하지만 포기할 필요는 없다. 이 말을 반대로 생각하면 '끊을 수는 없어도 조절할 수는 있다'는 발상이 가능하기 때문이다.

지금까지 욕구를 끊어내는 다양한 방법이 그럴듯하게 제시되어 왔지만, 탁상공론에 그쳤을 뿐 실효를 거두지는 못했다. 하지만 각 욕구의 의존성을 약하게 만들고, 건강하게 살아가는 방법도 있다. 굳이 욕구를 끊어낼 필요는 없다.

다른 욕구로 넘어가는 스위치를 누르자

젊을 때는 식욕과 성욕이 왕성하고, 술이나 노름에도 잘 빠진다. 그래서 모든 쾌락에 균등하게 힘이 쏠리게 된다. 치우침 없이 얇고 넓게 욕구가 분산되는 것이다. 하나의 욕구에만 힘이 쏠리면 그 쾌

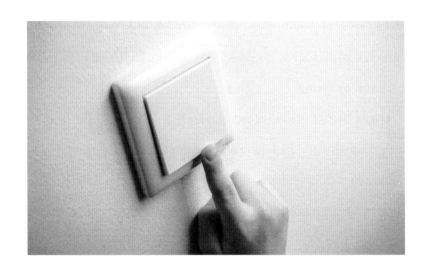

락에만 빠져드는 의존이 일어나지만, 젊을 때처럼 욕구(=쾌락)가 분산된다면 의존이 잘 일어나지 않는다. 의존은 경험이 증가하면서 발생하는 것이기 때문에, 경험이 적은 젊은 사람은 의존에 잘 빠지지 않는다고 생각할 수 있다. 이러한 욕구의 분산이 의존 형성을 억제하는 하나의 힘으로 작용하는 것은 확실하다.

나이가 들면서 성욕이 떨어지고, 성행위 횟수도 감소한다. 하지만 식욕은 그다지 떨어지지 않는다. 술도 마실 수 있다. 이처럼 나이가 들면 그 나이에 가능한 욕구만 남고, 그런 특정 욕구에만 힘이 쏠리기 마련이다. 음주욕이 강한 사람은 술독에 빠져 살게 되고, 식욕이 강한 사람은 음식에 중독되어 살게 된다. 이와 같이 나이가 들수록 술이나 음식 같은 특정 욕구로 쾌락이 쏠려서 과음과 과식으로 치닫게 된다. 결과적으로 간부전, 당뇨병, 고혈압, 고지혈증, 비만 등의 생활습관병에 걸리고 만다. 어떤 의존이든 건강에 해를 끼친다는 점에서 다르지 않다.

한편 성 의존의 경우에는 피임 도구를 철저히 사용해 성병을 확실히 예방한다면 건강상의 피해는 없다. 더구나 성 의존이 실제로 존재하는지에 관해서도 과학적 합의가 이루어지지 않았다. 적어도 성행위는 약물보다 의존성이 낮다는 사실만큼은 분명하다.

성행위는 없어도 살아갈 수 있다. 하지만 약물 의존증에 걸린다면 약물 없이 살아갈 수 없다. 그런데 최고의 파트너와 성행위를 함으로써 얻을 수 있는 쾌감은 약물과 비슷하거나 그 이상이다. 그러므로 성행위는 의존성이 낮더라도 쾌락을 분산하는 데 사용할 수 있다.

노름에도 의존성이 있는 것으로 알려졌지만, 이에 관해서도 역시 과학적 합의가 이루어지지 않았다. 노름에도 약물만큼의 의존성은 없다. 또한 노름은 약물이나 성행위에서 얻을 수 있는 만큼의 쾌감도 없다.

수식으로 나타내면 다음과 같다.

- 의존성: 약물=알코올〉음식〉노름〉성행위
- 쾌락: 성행위≧약물=알코올〉음식〉노름

다만 노름도 약간의 의존 경향을 조심하면서 쾌락을 분산하는 데 사용할 수 있다.

건강을 회복하기 위한 욕구 분산

여기에서 의존을 개선하기 위한 하나의 모델을 제시하겠다.

A 씨는 젊을 때 폭음, 폭식과 더불어 성행위도 왕성하게 했다. 하지만 나이가 들면서 정력이 떨어지자 술과 음식에만 집중하게 되었다. 성욕은 자위행위로만 만족하게 되었고, 음식에 많은 돈을 쓰느라 노름은 쉽게 그만둘 수 있었다. 그러는 중에 살찌고 몸매가 망가졌다. 무슨 일을 하든 귀찮아졌고, 조금만 움직여도 숨이 차면서 폭포처럼 땀을 흘렸다. 병원에 가서 검사를 받았더니, 간 수치가 안 좋고, 고혈압과 고지혈증에 당뇨병 일보 직전이었다. 의사는 "이대로 두면 큰 병으로 발전할 겁니다. 술을 끊고 식사 제한을 해야 합니다"

라고 조언했다.

A 씨는 운동을 시작하자 몸 상태가 좋아지고 살이 빠졌다. 몸매도 약간 괜찮아졌고, 주변에서 "요즘 살 빠지셨네요", "요즘 멋져졌어요"라는 말을 듣게 되었다.

A 씨는 의존증까지는 가지 않았지만, 알코올에 대한 의존 경향과 폭식을 보였다. 이를 개선하려면 어떻게 해야 할까? 앞에서 '의존을 끊으려면 욕구를 분산해야 한다'고 설명했다. 젊을 때처럼 욕구를 분산함으로써 하나의 욕구에 의존하는 힘을 약화하는 것이다. 이때 욕구를 약화하는 것만으로 충분하며 완전히 그만두겠다는 강박관념을 가질 필요는 없다. 그래야만 부담 없이 실행하기도 쉽다.

알코올, 음식, 노름, 성행위 등으로 쾌락을 분산했던 젊은 시절로 돌아가야 한다. 알코올이나 음식에 의존하는 것은 건강에 좋지 않지만, 성행위에 의존하는 것은 몸에 나쁘지 않고, 오히려 건강해야만 할 수 있는 일이다.

건강에 나쁜 알코올과 음식에 대한 욕구만 남고, 건강에 좋은 성행위에 대한 욕구가 줄어드는 것은 바람직하지 않다. 성욕을 되찾고, 성행위를 다시 시작해 쾌락을 분산하는 것이 좋다. 성에 대한 욕구를 강화하면 알코올과 음식에 대한 욕구를 줄일 수 있다.

욕구의 우선순위 정하기

이 모델은 욕구(=쾌락)에는 일정한 용량이 있다는 가설을 토대로 한다. 현재 욕구의 총용량이 10이고, 알코올에 6, 음식에 3, 성욕에 1로 구성되어 있다고 하자. 알코올에는 6의 힘으로, 음식에는 3의 힘으로, 성욕에는 1의 힘으로 의존이 작용하고 있는 것이다. 이 힘을 의존성이라고 정의하자.

이때 성욕을 늘려서 욕구의 총용량을 알코올에 3, 음식에 2, 성욕에 5로 만들었다고 하자. 그러면 알코올의 의존성은 3이, 음식의 의존성은 1이 감소한다.

이 모델에는 하나라도 더 많은 욕구를 집어넣어야 욕구의 총용량을 분산했을 때 각각에 대한 의존성이 그만큼 낮아진다. 그러므로 노름도 욕구를 분산하는 하나의 방법으로 사용할 수 있다. 다만 노름으로는 성행위, 알코올, 음식만큼 커다란 쾌락을 얻지 못한다. '술을 마시고 싶을 때는 술집 대신에 복권방에나 갈까?' 하는 가벼운 느낌으로 가끔씩 활용하는 것이 좋다.

그렇다면 어느 욕구에 중점을 두는 것이 좋을까? 성행위에 대한 의존이라면 건강에 나쁘지 않다. 오히려 건강을 유지하지 못하면 성행위를 할 수 없다. 본인 하기에 따라서는 다른 욕구보다 돈도 덜 든다.

반면에 술이나 음식에 의존하는 것은 몸에도 좋지 않고 돈도 든다. 노름은 자칫 큰돈을 잃을 위험성도 있다. 그래서 나는 성욕에 중점을 두면서 욕구를 분산하는 것이 좋다고 생각한다. 건강한 성생활을 보낼 수 있다면 자연스럽게 몸도 건강해질 것이다.

의존에서 벗어난다는 것은
'독으로 독을 다스리는 일'

흔히 '술을 끊기 위해 술을 대신할 것을 찾으라'고 한다. 사실 내가 이번 장에서 하고자 하는 말이 바로 이것이다.

지금까지는 술 마시는 대신에 운동을 하라거나 책을 읽으라는 조언을 많은 사람이 해왔다. 하지만 운동이나 독서는 술처럼 '갈망시키는 힘'이 없어서 술의 대체품이 될 수 없다. 의존물(욕구의 대상)은 다른 의존물로 대체할 수밖에 없다. 쾌락끼리 서로 치환하는 수밖에 없는 셈이다. 이는 곧 '독으로 독을 다스리는 일'이다. 의존하는 대상을 늘려서 각각의 의존성을 줄이자. 그렇게 하면 각각의 욕구는 의존이 아니라 취향 수준으로 옅어진다.

이처럼 성행위에 중점을 둔 생활을 함으로써 음주량과 식사량을 줄일 수 있다. 이러한 생활을 염두에 두면 제1장의 '식욕 다스리기'와 제2장의 '절주'를 실천하기 쉬워진다. 제3장의 내용을 바탕으로 제1장과 제2장에서 설명한 식사 제한법과 절주법을 반드시 실천하기 바란다.

셀프 모니터링으로 자신의 노력을 파악한다

'로마는 하루아침에 이루어지지 않았다'라는 속담이 있다. 또 '천 리 길도 한 걸음부터'라는 속담도 있다. 위대한 성과는 자그마한 일을 꾸준히 해나가야 얻을 수 있다는 뜻이다. 운동도 마찬가지다.

흔히 '운동을 알약으로 만들어 상품화할 수 있다면 어떤 약보다 효험이 좋을 것이다'라고 말하지만, 그것은 꾸준히 운동하는 것을 전제로 하는 말이다. 운동은 즉효성 있는 마법이 아니므로, 작심삼일로 포기해버리면 아무 소용 없다.

그런데 운동 습관이 없는 사람일수록 운동에 즉효성을 바란다. 2~3주 운동했는데 체중이 줄지 않거나 근육에 변화가 없으면 '열심히 하는데도 효과가 없다', '나에게 운동은 맞지 않는다'라고 일찌감치 결론을 내리고 포기하기 십상이다.

개인차는 있겠지만, 유산소운동으로 몸이 탄탄해졌다고 느껴지는 시기는 운동을 시작하고 3주가 지났을 때부터다. 근력운동으로 근육이 붙었다고 느껴지는 시기는 최소 4주가 지나서부터다. 눈에 보이는 성과가 나오면 운동이 효과적이라고 실감할 수 있어서 외발적 동기부여에 의해 운동을 꾸준히 할 수 있게 된다. 그러므로 눈에 보이는 성과를 실감할 수 있을 때까지 어떻게든 끈질기게 운동을 지속하는 것이 중요하다. 그러기 위해 도움이 되는 것이 셀프 모니터링이다.

셀프 모니터링은 어떤 운동을 얼마나 했는지 기록하는 것이다. 평소에 사용하는 수첩, 달력, 스마트폰 등에 기록하면 된다. 식사 일지나 수면 일지도 셀프 모니터링의 일종이라고 할 수 있다.

셀프 모니터링을 하면 자신의 노력을 '눈에 보이는 형태'로 파악할 수 있다. 그리고 이전 기록을 다시 보면서 '그렇게 달리기를 못했는데, 이번 주에는 3번이나 빼먹지 않고 꾸준히 달렸다', '스쾃 횟수가 점점 늘어난다'라는 식의 긍정적인 느낌을 받을 수 있다. 심리학에서는 이것을 자기효능감(self efficacy)이라고 부른다. 자기효능감은 '나는 마음만 먹으면 무엇이든 할 수 있다'라는 자신감 같은 것이며, 모든 일을 지속하는 강력한 원동력이다.

　처음에는 성과를 기록하지 않는 것이 셀프 모니터링의 핵심이다. 체중 감량을 위해 운동을 하는 경우에는 매일 체중이나 체질량지수를 재서 기록하고 싶어지는 법이다. 하지만 앞에서 설명했듯이 성과가 나오기까지는 시간이 걸린다. 몸에 이렇다 할 변화가 없다는 사실을 확인하면 실망하거나 자기효능감이 떨어질 뿐이다. 그러므로 적어도 1개월 동안은 굳이 성과에 눈을 돌리지 말고, 운동 내용만을 셀프 모니터링하기 바란다. 몸에 변화가 생기는 1개월 이후에는 성과까지 기록하면서 스스로를 격려할 수 있다.

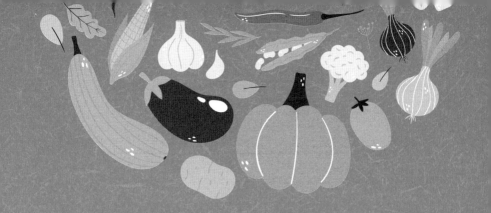

제4장

발기부전
치료의 집대성

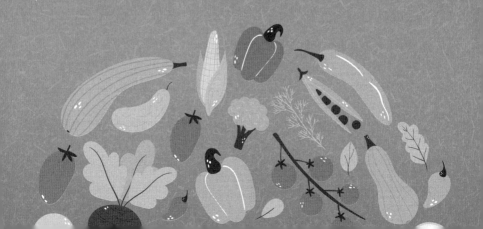

성인 남성 4명 중 1명은
발기부전으로 고민 중

지금까지 폭음과 폭식을 줄이고, 성생활을 왕성하게 하라고 강조했다. 하지만 발기부전에 걸리면 성생활을 하고 싶어도 할 수 없게 된다. 발기부전을 치료하는 것은 건강해지고 젊어지는 방법이다. 이번 장에서는 성생활을 충실하게 만드는 발기부전 치료에 관해 이야기하겠다.

체중, 혈압, 혈당치에 관한 이야기는 비교적 거리낌 없이 할 수 있는데, 발기부전에 관해서는 가까운 친구끼리도 가볍게 이야기하기 어렵다. 그만큼 발기부전은 함부로 드러낼 수 없는 남성의 오래된 고민이다.

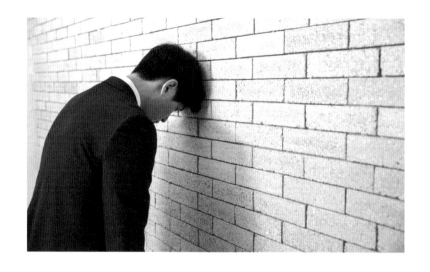

　발기부전은 성행위를 할 수 있을 만큼의 발기력이 솟아나지 않는 상태를 가리킨다. 발기가 충분하지 않은 '발기 불충분', 잘 발기했다가도 도중에 힘이 풀려버리는 '발기 유지 곤란', 성행위 시에 사정하지 못하는 '사정부전' 등이 모두 발기부전에 해당한다. 발기 불충분, 발기 유지 곤란, 사정부전은 동시에 나타나는 경우가 많다. 남성 불임의 약 20%는 발기부전이 원인이다.

　발기부전은 이르면 30대부터, 보통은 40대 후반부터 나타난다. 정도의 차이는 있겠지만, 50대에는 많은 사람이 발기부전에 걸려 있다고 상정할 수 있다. 한 조사에 따르면, 성인 남성 4명 중 1명은 발기부전으로 고민하고 있다고 한다.

그렇게 많은 사람이 고민하는 질병인데도 신문이나 텔레비전에서는 크게 다루지 않는다. 체중, 혈압, 혈당치와는 달리 드러내놓고 이야기하기 민망한 주제이기 때문이다. 하지만 발기부전을 그렇게 가볍게 생각해서는 안 된다. 발기부전은 체중, 혈압, 혈당치와 마찬가지로 둘도 없는 당신의 건강에 적신호가 켜졌다는 증거다. 이에 관해서는 뒤에서 상세히 다루겠다.

성에 눈뜨는 사춘기에 남성은 날마다 음경이 아플 정도로 '야간발기'를 경험한다. 이후 성인이 된 남성은 발기가 누구에게나 자연스럽게 일어나는 현상이라고 오랫동안 굳게 믿게 된다. 그런데 어느 날 문득 발기가 충분히 이루어지지 않게 되면 남성은 커다란 충격을 받는다.

발기부전은 남성에게 매우 굴욕적이어서 처음에는 쉽게 받아들이지 못한다. '내가 발기부전에 걸릴 리가 없어', '오늘은 마침 컨디션이 안 좋았을 뿐이야'라고 필사적으로 자신을 속여 넘기려고 한다. 하지만 성행위를 할 때마다 실패를 거듭하게 되면 '나에게도 결국 발기부전이 찾아왔구나'라고 최종적으로 인정하지 않을 수 없게 된다. 이때의 절망감은 발기부전을 경험한 사람만이 알 수 있다. 이것은 인생이 끝나는 느낌과 비슷하다.

여성은 40대 후반에서 50대 중반에 걸쳐 생리가 사라지는 폐경을 맞이하면 '이제 여자로서 끝이구나'라는 느낌을 받는다고 한다. 반면에 '생리에서 해방되어 홀가분하다'라고 말하는 여성도 적지 않다. 그러나 남성은 '발기에서 해방되어 홀가분하다'라고 생각하는 사람은 아마 없을 것이다. 대다수 남성은 '이제 남자로서 끝이구나'라는 깊은 좌절감만 느낄 것이다.

발기부전은 반드시 낫는다

발기부전에 걸리면 성행위를 할 때마다 항상 불안해진다. 일시적으로 발기부전이 개선되는 조짐이 보이더라도 트라우마가 남아 있어서 성행위 도중에 '또 죽어버리면 어떡하지?'라는 걱정이 머릿속을 맴돈다. 그래서 '힘이 풀리기 전에 얼른 끝내야겠다'라는 생각으로 초조해져서 급하게 움직이다가 느닷없이 사정해버리는 실수를 저지르기도 한다. 이런 실수를 거듭하면 섹스 파트너에게 차일지도 모른다.

하지만 안심하기 바란다. 발기부전은 반드시 낫기 때문이다. 그러므로 '내가 발기부전에 걸릴 리가 없어'라고 자신을 속여 넘기려고 하지 말고, 발기부전에 걸린 자신을 솔직히 인정하는 것이 좋다. 살 찐 사람이 살을 빼려면 무엇보다 먼저 자신이 살쪘다는 사실을 인 정해야 한다. 자신이 뚱뚱하다는 사실을 인정하지 않으면 애초에 다 이어트를 시작할 수 없는 법이다. 이와 마찬가지로 발기부전에 걸린 현실을 직시하는 것이 우선이다. 그리고 이번 장에서 소개하는 방법 을 충실히 실천한다면 발기부전은 반드시 극복할 수 있다. 이번 장 의 내용을 토대로 발기부전을 고치고, 성행위에서 성공을 거듭한다 면 다시 예전 같은 자신감이 생겨날 것이다. 2~3개월 동안 계속 성 공한다면 정상으로 돌아왔다고 할 수 있다. 평생 남자로서 살아갈 수 있는 것이다.

발기부전 자가진단하기

발기부전 여부는 병원에서 의사가 판정하는 것이 가장 정확하지 만, 음경의 강직도를 통해 스스로 체크해볼 수도 있다. 미국에서 개 발된 발기 강직도 지수(EHS, erection hardness score)는 0~4의 다섯 단계 로 발기력을 평가하며, 발기부전의 진단과 치료 효과를 판정하는 도 구로서 임상 현장에서 널리 활용된다.

발기 강직도 지수(EHS)

0단계: 음경이 커지지 않음.

1단계: 음경이 커지지만, 강직하지 않음.

2단계: 음경이 강직해지지만, 삽입할 만큼 충분하지 않음.

3단계: 음경이 삽입할 만큼 충분히 강직해지지만, 완전히 강직하지 않음.

4단계: 음경이 완전히 강직하고 견고함.

위의 EHS만으로 발기부전을 진단할 수는 없다. 어디까지나 자기진단을 통해 발기부전을 의심해보는 수단으로만 활용하기 바란다.

음경의 강직도를 어떻게 평가할지도 문제다. 같은 강직도라도 사람에 따라 느낌이 다르기 때문이다.

그래서 각 단계의 강직도를 이해하기 쉽게 음식에 비유하는 전문가도 있다.

1단계 '음경이 커지지만, 강직하지 않음'은 곤약.

2단계 '음경이 강직하지만, 삽입할 만큼 충분하지 않음'은 귤.

3단계 '음경이 삽입할 만큼 충분히 강직해지지만, 완전히 강직하지 않음'은 자몽.

4단계 '음경이 완전히 강직하고 견고함'은 사과.

이때 귤, 자몽, 사과는 껍질을 까지 않았을 때의 단단함을 가리킨다. 1~2단계면 발기부전을 의심할 수 있다. 3단계 이상의 발기력을 회복하는 것을 목표로 삼고, 셀프 케어를 시작하자.

사라진 야간 발기

성적인 자극이 없어도 저절로 발기가 일어날 수 있다. 그 대표적인 것이 야간 발기(NPT, (nocturnal penile tumescense)다.

수면에는 렘수면과 논렘수면이 있다. 렘수면은 비교적 얕은 수면이고, 논렘수면은 그보다 깊은 수면이다. 인간은 하룻밤에 4~5회 출현하는 렘수면 시에 주로 꿈을 꾸는데, 꼭 야한 꿈이 아니더라도 그사이에 야간 발기가 일어난다. 발기 현상에는 자율신경 중에서도 부교감신경이 관여하는데, 렘수면 시에 부교감신경이 항진되어 발기가 일어나는 것이다. 새벽이 가까워질수록 늘어나는 렘수면은 얕은 수면이라서 그사이에 잘 깨기도 하는데, 깨어나는 타이밍과 발기되는 타이밍이 같으면 야간 발기를 자각하게 된다.

'아침이 되면 방광이 꽉 차고, 그 자극으로 발기가 일어난다'라는 이야기가 있는데, 그것은 속설일 뿐이다. 만약 그 말이 맞다면 낮에도 소변을 참아야 하는 상황에서는 늘 발기해야 할 테지만, 그런 일은 일어나지 않는다.

사춘기에 매일 아침 일어나던 야간 발기가 점점 줄어드는 것은 발기부전의 징후다. 야간 발기가 줄어들면 발기부전의 가능성은 점점 커진다.

야간 발기 현상의 여부를 확인하기 위해서는 발기 측정기(erectile meter)라는 줄자처럼 생긴 도구를 음경에 감고 자는 방법이 있다. 야간 발기 현상이 일어나면 줄이 늘어나서 측정기의 수치가 올라간다.

더 간단한 방법으로는 '우표 테스트'가 있다. 몇 장짜리 연결된 우표를 음경에 감듯이 붙이고 잤다가 깨어났을 때, 우표의 절취선이 끊어져 있다면 야간 발기가 일어났다는 증거다. 궁금한 사람은 한번 시도해보기 바란다.

발기의 메커니즘

발기부전은 발기가 잘 되지 않는 증상이다. 그렇다면 발기부전을 극복하기 위해서는 먼저 발기가 도대체 무엇인지부터 알아두는 것이 좋다.

발기는 음경이 평소보다 굵고 길어지면서 단단하게 솟아오르는 현상이다. 그 원동력이 되는 것은 바로 혈액이다. 음경에 대량의 혈액이 흘러 들어가면 발기가 일어난다.

음경 내부에는 해면체라는 스펀지 모양의 조직이 들어 있다. 해면체는 모세혈관이 치밀하게 모여 있는 부위이며, 백막이라는 딱딱한 섬유성 피막으로 덮여 있다. 모세혈관은 심장에서 혈액을 운반하는 동맥의 말단이며, 심장으로 혈액을 되돌려 보내는 정맥으로 이어진다.

해면체는 좌우 한 쌍의 음경해면체와 하나의 요도해면체, 총 3개가 있다. 이 중에서 발기에 관여하는 것이 음경해면체다. 발기 시에 요도해면체의 부피는 커지지만, 딱딱해지지는 않는다. 요도해면체의 한가운데로 요도가 지나가며, 성행위를 하면 그곳을 통해 정액이 통과한다.

뇌가 성적인 자극을 받거나 성기가 직접 성적으로 접촉되면 대뇌의 성 중추가 흥분한다. 이어서 척수 끝에 있는 천수의 발기 중추가 흥분한다. 이것이 발기의 시작이다. 그러면 부교감신경의 일종인 골반 신경으로 이어지는 음경해면체 신경에서 아세틸콜린이라는 신경전달물질이 분비된다. 아세틸콜린이 음경해면체 혈관과 신경에 작용하면 일산화질소(NO)라는 기체가 분비된다. 이 일산화질소가 음경해면체의 모세혈관을 이완시키는 신호를 보낸다. 혈관을 이루는 평활근이라는 근육 내에서 사이클릭 GMP(cGMP)의 합성을 촉진하고, 이 사이클릭 GMP가 혈관을 이완하고 확장하는 것이다. 그러면 흘러드는 혈액이 늘어나서 발기가 일어난다.

하지만, 음경에 혈액이 흘러 들어가는 것만으로는 발기가 완결되지 않는다. 음경에 유입하는 혈액이 증가하더라도 음경 모세혈관의 출구인 정맥을 닫지 않으면 구멍 뚫린 양동이에 물을 채우는 것과 같기 때문이다.

발기 시에 출구를 막는 것은 '정맥 폐쇄 기구'라는 구조다. 혈액이 듬뿍 흘러들어서 음경해면체가 충혈되어 부풀어 오르면, 해면체와 음경을 감싸는 백막 사이의 정맥이 압박받는다. 이렇게 출구가 닫히면 갈 곳을 잃은 혈액으로 해면체가 꽉 차고 발기가 완성되는 것이다.

발기의 메커니즘을 고려해보면, 발기부전의 직접적인 원인은 발기에 관여하는 신경에 무언가 이상이 생기거나 음경 충혈에 필요한 혈액을 얻지 못하기 때문이라고 이해할 수 있다. 그런데 전자처럼 신경계의 이상으로 발생하는 발기부전은 소수이며, 후자처럼 혈류가 나빠지거나 혈관에 무언가 문제가 생기면서 발생하는 발기부전이 대부분이다.

발기부전은 위험을 알려주는 '탄광의 카나리아'

성행위는 행복한 인생을 보내기 위한 필수적인 요소다. 그렇기 때문에 더더욱 발기부전은 적극적으로 치료해야 할 질병이라고 할 수 있다. 하지만 '배우자와 섹스한 지 오래되었고 따로 애인을 둘 생각도 없으니 발기부전에 걸려도 특별히 불편한 점이 없다'고 가볍게 생각하는 사람도 있을 것이다. 그런데 앞으로 성행위를 할 생각이 없더라도 발기부전을 그대로 방치해서는 안 된다. 발기부전의 배후에는 죽음을 부르는 무서운 병이 도사리고 있을 가능성이 높기 때문이다.

앞에서 말했듯이, 발기부전의 대부분은 혈류나 혈관에 무언가 문제가 생기면서 발생한다. 구체적인 예로는 동맥경화증을 들 수 있다. 동맥경화증에 관해서는 지금까지 여러 번 언급한 바 있지만, 여기에서 다시 한번 자세히 살펴보자.

　동맥경화증은 심장에서 말단으로 혈액을 운반하는 동맥이 유연성을 잃어버리고 딱딱해짐으로써 내강이 좁아져서 쉽게 막히는 증상을 가리킨다. 동맥경화증을 일으킨 혈관이 혈전이라고 불리는 핏덩어리로 막히면, 그 혈관이 담당하는 조직은 중대한 손상을 입는다. 심근경색이나 뇌경색은 이렇게 발생하는 것이다.

　캐나다의 유명한 내과 의사인 윌리엄 오슬러(William Osler) 박사는 '사람은 혈관과 함께 늙는다'라는 명언을 남겼다. 혈관은 조직에 영양과 산소를 운반하는 혈액의 통로며, 인체의 가장 중요한 인프라다. 상하수도관, 가스관, 전선 등 사회적 인프라는 낡으면 새것으로 교체할 수 있지만, 혈관이라는 인프라는 아무리 낡아도 교체할 수 없다. '사람은 혈관과 함께 늙는다'라는 말은 바로 이런 뜻이다.

　그리고 동맥경화증이야말로 혈관을 낡게 만드는 가장 큰 요인이며, 혈류를 악화 시켜 노화와 질병을 일으키는 발단이기도 하다.

　동맥경화증은 온몸의 동맥에서 균등하게 발생하지만, 가느다란 동맥일수록 그 영향을 먼저 받는다. 음경으로 혈액을 운반하는 해면체 동맥의 지름은 1~2mm다. 심장을 담당하는 관동맥의 지름은 그

2배가량인 3~4mm다. 해면체 동맥에 동맥경화증이 일어나 발기부전이 발생했다면, 그다음에는 더 굵은 동맥에 무언가 문제가 발생할 위험성이 높아지는 것이다.

동맥경화증으로 심장 혈관이 막히면 심근경색이 발생하고, 뇌혈관이 막히면 뇌경색이 발생한다. 발기부전은 심근경색이나 뇌경색의 위기가 임박했음을 알려주는 '탄광의 카나리아' 같은 것이다.

앞에서 말했듯이, 한국인의 사망 원인 2위는 심근경색을 포함한 심장질환이고, 4위는 뇌경색을 포함한 뇌혈관질환이다. 이 두 원인으로 인한 사망자 수를 합치면 사망 원인 1위인 암 사망자 수에 육박한다.

'앞으로 성행위를 할 생각이 없다'고 생각하는 것은 개인의 자유이지만, 그렇다고 발기부전을 방치하면 죽음에 이를 수도 있다는 사실을 무시해서는 안 된다. 그러므로 성행위 여부와 상관없이 발기부전 대책을 시급히 시작해야 한다.

발기부전의 원인은 스트레스가 아니다

발기부전의 원인 중 하나로 흔히 스트레스를 들지만, 내가 정신과 의사로서 분석한 바에 따르면 발기부전과 스트레스는 거의 관련이 없다. 최근에는 무슨 질병이든 무조건 스트레스 탓으로 돌리려는 경향이 강하다. 물론 무슨 질병이든 파고들다 보면 어떤 형태로든 스트레스와의 관련성을 찾을 수 있을 것이다. 그렇다고 해서 스트레스가 발기부전의 직접적인 원인이라고는 단언할 수 없다.

일이 매우 바빠서 스트레스가 쌓이면 성행위를 할 생각이 들지 않는다. 파트너가 아무리 요구해도 성행위를 할 기력이 솟아나지 않는 것이다. 그런데 이것은 피로 때문일 뿐, 발기부전이라고 할 수 없다. 아무리 지친 상태에서도 끊임없이 자극을 받으면 발기는 가능하다.

스트레스를 완화해도 발기부전이 개선되지 않는다는 사실은 스트레스가 발기부전의 원인이 아니라는 증거다. 발기부전 환자가 휴식을 푹 취하고 스트레스를 모두 날려버렸다고 해도, 발기부전은 낫지 않는다. 발기부전은 단순히 스트레스를 푸는 것이 아니라 건강한 체질로 바꾸어야만 고칠 수 있는 질병이다.

의사가 하는 일은 환자의 병을 고치는 것에만 그치지 않는다. 나는 환자의 '삶의 질'을 높이는 일도 의사의 중요한 역할이라고 생각한다. 발기부전에 걸린 환자는 매우 충격을 받은 상태다. 남들에게 이야기하지도 못하고, 혼자서 끙끙 앓고 있을 것이다. 당연히 배우자에게도 털어놓지 못한다. 이래서는 일상의 활력이 사라지고, 삶의 질이 뚝 떨어진다.

스트레스는 발기부전을 유발하지 않지만, 발기부전은 스트레스를 유발한다. 발기부전으로 고민하는 환자에게 상담해주고 단순히 스트레스를 줄여주는 것만으로는 환자의 삶의 질이 오르지 않는다. 환자의 발기부전을 실질적으로 고쳐주고, 즐거운 삶으로 복귀시켜주는 것이 의사의 진정한 역할이라고 생각한다.

발기부전의 원인은 우울증이 아니다

정신과 의사로서의 내 연구 분야는 조현병의 유전자적 연구다. 약 20년 전에 하버드대학교 의학부에서 3년 반 동안 연구원으로 근무하면서 매일같이 유전자를 연구했다. 그리고 조현병을 일으키는 유전자를 몇 가지 찾아냈다.

조현병이나 자폐증처럼 우울증의 발병에도 유전적인 배경이 있다. 유전적인 영향으로 뇌 속에서 신경전달물질인 세로토닌이 감소한 결과, 100명 중 1명의 비율로 우울증이 발병하는 것이다.

우울증에 걸리면 온갖 욕구가 사라진다. 성욕도 없으니 성행위를 하고자 하는 의욕이 솟지 않는다. 그러나 이것을 발기부전이라고 할 수는 없다. 우울증이더라도 마음만 먹으면 발기할 수 있다.

발기부전의 원인은 대부분 혈류 문제다. 그리고 우울증에 걸렸다고 해서 혈액순환이 나빠지지는 않는다.

우울증의 발병률은 1%다. 일시적으로 우울한 기분에 빠지는 것을 두고 함부로 '우울증'이라고 말하는 사람이 많지만, 그것은 의학적으로 우울증이라고 할 수 없다. 진짜 우울증으로 진단받는 사람은 100명 중 1명에 불과하며, 이는 사람들이 흔히 생각하는 것만큼 많은 수가 아니다.

그런데 발기부전 환자는 우울증 환자보다 훨씬 많다. 발기부전은 성인 남성 4명 중 1명, 즉 25%가 고민하고 있는 질병이다. 발병률이 우울증의 25배나 된다. 발병률로 살펴보면 우울증과 발기부전은 상관관계가 거의 없다.

남성호르몬 감소와 발기부전

발기부전의 배후에는 남성호르몬(테스토스테론)의 감소가 숨겨져 있을 가능성도 있다. 테스토스테론은 남성의 경우 정소의 라이디히 세포와 부신에서 콜레스테롤을 원료로 삼아 합성한다. 정소에서 만들어지는 테스토스테론은 전체의 약 95%를 차지하며, 그 양은 하루에 약 7mg이다.

　테스토스테론의 작용은 여러 방면에 걸쳐 있다. 근육이나 뼈를 합성하거나, 혈액을 만드는 조혈 작용을 촉진하거나, 혈관을 강화하거나, 동맥경화증을 예방한다. 이러한 작용은 여성에게도 필요하므로 여성의 경우 부신과 난소에서 테스토스테론을 합성한다. 그 농도는 남성의 5~10%다.

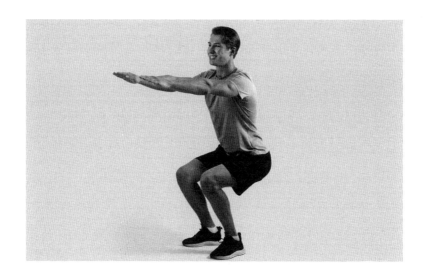

테스토스테론은 혈관에 작용해서 발기에 중요한 일산화질소의 생산을 촉진한다. 테스토스테론에 동맥경화증 예방 효과가 있는 이유는 일산화질소가 혈관을 넓혀주기 때문이다. 테스토스테론은 야간 발기 현상에도 관여한다.

테스토스테론은 나이가 들수록 감소한다. 테스토스테론 감소에 따른 증상 중 하나가 바로 발기부전이다.

나이가 들수록 감소하는 것은 테스토스테론 중에서도 '생물학적 활성 테스토스테론'이라고 불리는 종류다. 생물학적 활성 테스토스테론은 간에서 합성되는 알부민이라는 단백질과 결합한 '알부민 결합 테스토스테론'과, 무엇과도 결합하지 않은 '프리 테스토스테론' 등 2종류가 있다. 생물학적 활성 테스토스테론은 그 이름대로 활성이 높다는 특징이 있지만, 나이가 들면서 점점 줄어든다는 약점이 있다.

생물학적 활성 테스토스테론 외의 테스토스테론은 'SHBG 결합 테스토스테론'이라고 불리는 종류다. 간에서 만드는 단백질인 SHBG(성호르몬 결합 글로불린)와 결합한 테스토스테론이며, 테스토스테론 전체의 약 70%를 차지한다. 이 SHBG 결합 테스토스테론은 분자량이 너무 커서 세포 내에 들어가지 않기 때문에 테스토스테론으로서의 활성은 거의 기대할 수 없다.

생물학적 활성 테스토스테론과 SHBG 결합 테스토스테론을 합친 총 테스토스테론 양은 나이가 들면서 크게 줄어들지는 않는다. 그러나 실제로는 활성 높은 생물학적 활성 테스토스테론이 나이가 들면서 서서히 감소하는 한편, 활성 낮은 SHBG 결합 테스토스테론이 늘어나기 때문에 중장년이 되어 발기부전에 빠지는 사람이 증가하는 것이다.

발기부전 셀프 케어

발기부전 셀프 케어 1.
식사 요법과 건강보조식품으로 체질 개선

드디어 이제부터 발기부전을 셀프 케어 하는 방법에 관해 소개하겠다.

가장 먼저 건강보조식품 섭취가 효과적이다. 발기부전은 대부분 혈류 이상으로 발생한다. 따라서 진득해진 혈액을 맑게 만들어주는 건강보조식품이 좋다. 구체적으로는 불포화지방산인 DHA와 EPA, 나토키나제, 카카오 폴리페놀 등의 성분이 함유된 건강보조식품을 고르면 된다. 카카오 폴리페놀은 요즘 유행하는 저당이며, 카카오 함량이 높은 초콜릿으로도 섭취할 수 있다. 덧붙여, 카카오 폴리페놀은 한 번에 흡수되는 양이 정해져 있기 때문에 날마다 몇 차례에 걸쳐 나누어 섭취해야 한다.

또한 혈관 손상이 원인이 되어 발기부전이 발생하는 경우도 있다. 이 경우에는 혈관을 튼튼하게 만들어주는 건강보조식품을 섭취하는 것이 좋다. 구체적으로는 로열젤리를 들 수 있다. 로열젤리는 보통의 꿀과는 전혀 다른, 크림 같은 물질이다. 여왕벌은 매일 로열젤리를 먹기 때문에 일반 벌보다 2~3배나 크고, 30~40배나 오래 산다. 또한 여왕벌은 날마다 1,500~2,000개나 되는 알을 끊임없이 낳을 수 있다. 이러한 생식 기능을 뒷받침하는 원천이 바로 로열젤리이기 때문에 적극적으로 섭취해서 손해 볼 것이 없다.

하루에 섭취해야 하는 로열젤리의 양은 500~3,000mg으로 알려져 있다. 내 환자 중에는 하루에 3,000mg을 먹고서 피로감이 완전히 사라졌다는 분도 있었다. 개인차는 있겠지만, 최소 1,000mg은 섭취하는 편이 효과적이지 않을까 싶다.

이른바 '강장 식품'의 성분도 어느 정도 효과를 기대할 수 있다. 일반적으로 마카, 살무사, 자라, 뱀장어, 굴이 정력에 좋다고 알려져 있는데, 이러한 강장 식품의 성분은 건강보조식품에 대부분 함유되어 있다.

발기부전 셀프 케어 2.
남성호르몬의 생산량을 높이는 영양소 섭취

이어서 테스토스테론을 증가시키는 비결을 소개하겠다.

테스토스테론 합성에 필수적인 영양소는 테스토스테론의 원료인 콜레스테롤이다. 하지만 콜레스테롤은 간에서 합성할 수 있음으로 테스토스테론을 증가시키기 위해 굳이 계란이나 버터에서 콜레스테롤을 섭취할 필요는 없다.

테스토스테론을 위해 섭취해야 할 영양소는 아르지닌, 시트룰린, 아연, 황화아릴이다. 이 중에서 아르지닌과 시트룰린은 아미노산이고, 아연은 미네랄이며, 황화아릴은 양파나 마늘 냄새의 성분이다.

아르지닌은 테스토스테론 합성을 촉진하는 동시에 혈관을 이완·확장하는 일산화질소의 원료가 된다. 일산화질소는 일산화질소 합성효소(NOS)에 의해 아르지닌으로부터 만들어진다. 시트룰린과 아르지닌은 보완 관계이기 때문에 이 2가지 아미노산을 함께 섭취하는 편이 효과적이다.

아미노산은 체내에서 합성할 수 없는 필수 아미노산과, 체내에서 합성할 수 있는 비필수 아미노산으로 나뉜다. 아르지닌과 시트룰린은 비필수 아미노산이지만, 필요량을 채우기 어려운 경우가 많고, 부족하면 테스토스테론이 줄어들기 때문에 충분히 섭취해야 한다.

아연은 체내에서 합성할 수 없는 필수 미네랄이며, 테스토스테론 합성을 촉진한다. 아연의 하루 섭취 권장량은 성인 남성이 10~11mg, 성인 여성이 8mg이다. 하지만 실제로는 성인 남성이 8.9mg, 성인 여성이 7.4mg밖에 섭취하지 않는다. 아연을 풍부하게 함유한 식품의 대표 격은 굴이다. 그 외에 간, 쇠고기, 파르메산 치즈, 멸치, 게 등에 아연이 많다.

술을 좋아하는 사람은 아연이 부족해질 우려가 있다. 알코올을 대사하는 알코올 탈수소효소(ADH)라는 효소에는 아연이 필수이기 때문이다. 술을 너무 많이 마시면 ADH가 아연을 낭비하므로 아연이 부족해지기 십상이다.

마지막으로 황화아릴 역시 테스토스테론의 분비를 촉진하는 작용이 있다. 알싸한 냄새를 지닌 양파나 마늘로 섭취할 수 있다.

아르지닌이나 시트룰린은 이른바 자양강장제에도 함유되어 있지만, 그 함유량은 하루 섭취 권장량에 부족할 수 있다. 테스토스테론의 합성을 촉진하려면 하루에 아르지닌 3,000mg, 시트룰린 1,000mg을 섭취해야 하지만, 그렇게 대량으로 배합된 자양강장제는 거의 없다. 그러므로 아르지닌과 시트룰린은 아미노산 건강보조식품으로 섭취하는 편이 효율적이다.

아미노산 건강보조식품을 선택할 때는 'L-아르지닌', 'L-시트룰린'처럼 성분 표시에 'L'이 붙은 제품을 고르는 것이 효과적이다. 아미노산에는 L형과 R형이 있는데, 체내에서 작용하는 것은 L형뿐이다.

아르지닌과 시트룰린을 섭취하면 체모가 짙어지고 근육도 커진다. 이것은 테스토스테론의 양이 늘어났다는 증거다.

그 외에 아연이나 황화아릴도 음식만으로 섭취하기가 어렵다. 날마다 굴과 게를 챙겨 먹을 수는 없는 노릇이므로 건강보조식품을 이용하는 것이 간편하다.

발기부전 셀프 케어 3.
내장지방을 줄이는 다이어트와 유산소운동

발기부전으로 고민하는 환자 중에는 배가 불룩 튀어나온 사람이 많다. 불룩 튀어나온 배의 정체는 내장 주변에 쌓인 쓸모없는 내장지방이다. 이처럼 내장지방과 발기부전이 동시에 나타나는 사람은 무조건 살을 빼야 한다.

대사증후군(metabolic syndrome)은 여러 가지 생활습관병이 복합적으로 나타나는 증상이다. 내장지방형 비만이 기본적으로 깔려 있고, 고혈압, 고혈당, 고지혈증 가운데 최소 2가지 이상의 증상이 나타난다.

내장지방이 지나치게 많이 쌓이면 동맥경화증을 악화시키는 물질이 잔뜩 만들어진다. 따라서 대사증후군은 동맥경화증의 위험 요소이며, 심장병과 뇌졸중의 위험도 높인다. 게다가 음경에 혈액을 보내는 혈관에도 동맥경화증을 일으켜 발기부전을 초래하기 쉽다.

내장지방을 줄이려면 식사로 섭취하는 칼로리를 줄이고, 운동으로 소비하는 칼로리를 늘려야 한다. 그러면 내장지방이 연소되어 동맥경화증의 진행에 제동이 걸린다.

식사 제한법에 관해서는 제1장에서 상세히 설명한 대로다. 이와 더불어, 내장지방을 줄이기 위해 시도해야 할 것이 유산소운동이다.

유산소운동은 산소를 매개로 체지방을 연소시키면서 율동적으로 움직이는 저강도 운동을 말한다. 조깅(달리기)이 대표적인 유산소운동이다. 수영이나 자전거도 유산소운동이지만, 특별한 도구나 기술이 필요 없고, 집 주변에서 언제든지 할 수 있다는 점에서 조깅이 가장 습관화하기 쉬운 유산소운동이라고 할 수 있다.

유산소운동은 발기부전을 야기하는 내장지방부터 먼저 연소시킬 수 있다는 장점이 있다. 유산소운동을 하면 아드레날린이라는 호르몬이 분비되어 체지방을 분해한다. 내장지방은 아드레날린의 감수성이 높기 때문에 유산소운동으로 가장 먼저 분해·소비되는 것이다.

배가 불룩 튀어나온 사람은 아마도 운동을 싫어하거나 달리기를 힘들어할 것이다. 그래서 일단 걷기 운동부터 시작하기를 권한다.

이왕 걸을 바에는 줄곧 산책하듯 설렁설렁 걷기보다는 도중에 숨이 약간 가빠질 정도의 속보를 혼합해서 걷는 편이 좋다. 속보로 걸을 때는 골반을 세워 등과 가슴을 쫙 편 자세를 유지하고, 양팔을 앞뒤로 흔들면서 성큼성큼 걷는다.

속보로 걷다가 호흡이 가빠지면 페이스를 낮춰서 천천히 걷는다. 그러다가 호흡이 편해지면 또다시 속보에 도전한다. 중간에 숨이 끊어지지 않도록 페이스를 조절하는 것이 중요하다. 페이스를 너무 올리면 산소가 부족해져서 오히려 내장지방을 연소시키기 어려워지기 때문이다.

이런 식으로 천천히 걷기→속보→천천히 걷기를 반복하면서 총 30분 이상 걷는다. 이것을 주 2~4회 실시한다. 30분의 운동 시간 중에서 속보가 절반 이상을 차지한다면 내장지방을 연소시키는 데 매우 효과적이다.

걷기 운동으로 내장지방이 작아지고 체중이 줄어들면 몸이 가벼워져서 마침내 조깅에 도전할 수 있다. 속보에 익숙해지고 서서히 걷는 속도가 빨라졌다면, 이번에는 속보와 조깅을 혼합해보자.

처음에는 속보로 시작한다. 그리고 기분이 내키면 천천히 달려보자. 그러다가 호흡이 가빠지면 속보로 페이스를 줄인다. 이런 식으로 속보→조깅→속보를 반복하면서 총 15분 이상 운동한다. 이것을 주 2~4회 실시한다.

체력이 붙고 익숙해질수록 속보가 차지하는 시간이 줄어들고, 마침내 처음부터 끝까지 줄곧 조깅을 할 수 있게 된다. 그렇게 페이스를 바꾸지 않고 달리는 시간을 5분 더, 10분 더, 조금씩 연장해보자. 최종적으로는 1주일에 총 150분 이상 운동하는 것을 목표로 삼는다 (48쪽 참조).

유산소운동을 습관화하면 산소를 들이마시고 필요한 조직에 전달하는 심폐 기능이 강해지고, 웬만한 운동으로는 숨이 잘 차지 않게 된다.

성행위를 오랜 시간 즐기려면 강한 심폐 기능이 꼭 필요하기 때문에, 그런 의미에서도 유산소운동이 좋다. 계단을 오를 때 숨이 잘 차는 사람은 심폐 기능이 떨어져 있을 가능성이 있음으로 유의해야 한다.

발기부전 셀프 케어 4.

슬로 스쾃과 PC 근육 트레이닝

발기부전의 셀프 케어에는 근력운동도 효과적이다. 근력운동의 목표는 2가지다.

첫째, 근력운동으로 근육을 늘린다. 30살이 넘어서도 운동하지 않으면 근육은 1년에 1%씩 줄어든다. 근육이 줄어들면 활동적으로 움직일 수 없게 되고, 운동량이 자연스럽게 감소해 소비 칼로리가 떨어진다. 그러면 내장지방이 쉽게 쌓이게 된다.

아울러, 근육은 가만히 있는 동안에도 체온을 만들기 위해 활발한 대사 활동을 하고 있다. 그것은 기초대사의 20% 이상을 차지한다. 기초대사는 하루 소비 칼로리의 약 60%를 차지하므로 근육이 줄어들면 기초대사와 소비 칼로리가 동시에 떨어지고, 내장지방이 늘어나게 된다. 이러한 근육 감소와 내장지방 증가에 제동을 거는 것이 바로 근력운동이다.

둘째, 근력운동을 열심히 해서 테스토스테론의 분비를 촉진한다. 테스토스테론은 근육 증가를 도와주고, 내장지방을 줄여주는 일석이조의 효과가 있다.

근력운동 중에서 특히 효율적인 운동이 스쾃이다. 전체 근육의 2/3가 하반신에 몰려 있는데, 스쾃은 그 하반신 근육의 대부분을 한꺼번에 강화할 수 있다. 그래서 스쾃이 '운동의 왕'이라고 불리는 것이다.

집에서 실시할 때는 천천히 쭈그리며 앉았다가 천천히 일어서는 슬로 스쾃이 효과적이다. 코로 숨을 들이마시는 상태에서 '하나, 둘, 셋, 넷'을 천천히 세면서 허벅지가 바닥과 평행해질 때까지 깊이 쭈그려 앉는다. 그 자세에서 한 박자 쉬었다가 이번에는 입으로 숨을 내뱉는 상태에서 '하나, 둘, 셋, 넷'을 천천히 세면서 일어선다. 이것이 슬로 스쾃을 실시하는 방법이다. 스쾃 운동 중에는 호흡을 멈춰서는 안 되며, 일어설 때 무릎을 쫙 펴서도 안 된다. 1회당 10~20회씩 3~4세트를 하루걸러 하루씩 주 3회 꾸준히 실시한다.

스쾃 외에 발기부전 개선에 유익한 근력운동이 하나 더 있다. 그것은 바로 PC 근육 트레이닝이다. 항문과 고환 사이의 심부 골반 바닥에는 내장이 쏟아져 내리지 않도록 해먹처럼 지탱하는 근육군이 있다. 이것을 골반저근군이라고 한다. 이곳의 근육 중 하나가 치골미골근(pubo coccygeus muscle)이고, 줄여서 PC 근육이라고 한다.

PC 근육을 단련하면 발기력이 강해진다. PC 근육을 조이면 음경의 해면체에 흘러 들어간 혈액을 내부에 모아서 발기를 지속할 수 있게 만든다.

PC 근육 트레이닝의 방법은 간단하다. 코로 숨을 들이마시고, 항문을 꽉 닫은 후 5초 동안 숨을 멈춘다. 그리고 입으로 숨을 내쉬면서 항문을 5초 동안 푼다. 이것을 한 번에 10~20회 실시한다. 서 있든, 앉아 있든, 누워 있든 가능한 운동이므로 생각날 때마다 몇 세트씩 실시하면 좋다.

근육은 수분을 제외하면 거의 단백질이다. 그러므로 근력운동으로 근육을 단련한 후에는 단백질을 꼭 섭취해야 한다. 단백질은 근력운동 직후에 섭취하는 것이 효과적이다. 그래야 근육 합성 속도가 빨라지기 때문이다.

다만 근력운동 직후에 음식으로 단백질을 섭취하기는 힘들다. 더구나 소화와 흡수에 시간이 걸리기 때문에 운동 직후의 근육 합성에 도움도 되지 않는다. 그러므로 소화와 흡수가 빠른 단백질 보충제를 활용하는 편이 좋다. 단백질 보충제는 지질이나 불필요한 칼로리가 함유되어 있지 않기 때문에 단백질만 효율적으로 섭취할 수 있다는 것이 장점이다.

시중에서 판매되는 단백질 보충제는 여러 종류가 있다. 그중에서도 근육을 키우는 데 효과적인 것이 우유를 원료로 한 '유청 단백질'이다. 유청은 요구르트 위쪽에 생기는 맑은 액체를 가리킨다. 유청은 흡수가 빠를뿐더러 근육 합성을 촉진한다는 특징이 있다.

단백질 보충제는 일반적인 가루 형태 외에 음료 형태나 단백질 바 형태도 점점 많아지고 있다. 편의점에서도 쉽게 살 수 있음으로 자주 이용하기 바란다.

발기부전 셀프 케어 5.

적당한 빈도와 자극으로 자위행위 하기

자위행위도 방법에 따라서는 발기부전 극복에 도움이 된다.

정소에서 정자가 만들어지기까지는 2~3일 걸린다. 그러므로 성행위 전 2~3일은 자위행위를 삼가는 것이 좋다. 정자가 충전되지 않으면 발기력이 떨어지기 때문에 섣불리 자위행위를 했다가 정작 중요한 순간에 발기하지 못할 수도 있다.

개인에 따라 자위행위를 삼가야 하는 기간이 달라진다. 성행위 하기 3일 전부터 자위행위를 하지 않았는데도 발기력이 오르기는커녕 조루가 되어버리는 사람도 있다. 조루도 발기부전과 마찬가지로 흔한 성기능장애다. 그런 사람은 남들보다 자위행위를 자주 해줘야 하는 사람이다. 그러므로 성행위 하기 3일 전부터가 아닌 2일 전부터 자위행위를 삼가는 것이 좋다. 각자 자신에게 맞는 기간을 찾아보기 바란다.

자위행위를 할 때는 너무 강하게 자극해서는 안 된다. 여성의 질로 남성의 음경을 조이는 힘이 아무리 강하더라도 남성의 손으로 자신의 음경에 가하는 압력보다는 약하다. 자신의 손으로 강한 자극을 주며 자위행위 하는 데 익숙해지면, 여성의 질이 조이는 힘에는 허전함을 느끼게 되고 결국 질 안에 사정하지 못하는 '사정부전'으로 이어진다. 그러므로 자위행위를 할 때는 가볍게 자극을 주는 정도로만 그쳐야 한다.

자위행위는 제대로 발기시킨 후에 사정하는 것으로 마무리해야 한다. 발기가 불충분한 상태로 사정하면 발기부전으로 이어질 수 있기 때문이다.

성행위를 할 때는 당연히 콘돔을 사용해야 한다. 그것은 원치 않는 임신을 피하는 동시에 성병을 예방하는 최소한의 예의다.

그런데 콘돔을 사용하면 음경에 대한 자극이 약해진다는 문제가 있다. 그에 익숙해지기 위해서는 자위행위를 할 때도 콘돔을 착용하는 것이 좋다. 콘돔을 착용한 채 가볍게 자극하는 자위행위에 익숙해지면, 성행위를 할 때도 정상적으로 발기하고 사정할 수 있다.

발기부전 치료제만으로는
해결하지 못하는 문제도 있다

1998년에 미국의 제약 회사 화이자는 발기부전 치료제 '비아그라'를 발매하면서 큰 주목을 받았다. 비아그라의 유효 성분은 실데나필이다. 원래는 심장병의 일종인 협심증의 치료제로 연구·개발을 시작했다. 아쉽게도 협심증에는 별로 효과가 없었지만, 임상시험 과정에서 남성 발기에 탁월한 효과가 있는 것으로 밝혀졌다. 그래서 비아그라는 협심증이 아닌 발기부전 치료제로 새롭게 승인을 받았다. 실데나필의 작용은 다음과 같다.

음경을 충혈되게 하고 발기로 이끄는 것은 일산화질소에 의해 만들어지는 cGMP라는 물질이다. cGMP는 해면체의 혈관을 이완하고, 확장하는 작용이 있다.

사람의 몸은 보통 액셀과 브레이크를 동시에 갖추고 있는데, 혈관을 만드는 평활근에는 cGMP(액셀러레이터 작용)를 분해하는 PDE5(브레이크 작용)라는 효소가 준비되어 있다. PDE5가 cGMP를 분해하면 혈관이 확장하지 않기 때문에 충혈이 일어나지 않고, 발기를 유지할 수 없다. 실데나필은 이 PDE5의 효소 활성을 저해하므로 혈관이 확장해 충혈이 생기고, 발기가 잘 일어나고, 또 유지하기 쉬워진다.

여기까지 읽은 독자라면 '발기부전 치료제만 있으면 발기부전에 걸려도 무서울 게 없겠구나!'라고 생각할 것이다. 하지만 그것은 섣부른 생각이다. 이번 장에서 소개한 셀프 케어를 게을리하면 발기부전 치료제를 복용해도 효과를 보지 못하는 경우가 많기 때문이다. 실제로 비아그라를 복용하는데도 만족스럽게 발기하지 못한다고 불평하는 환자들이 적지 않다. 발기부전 치료제를 복용 하면서 셀프 케어까지 열심히 실천해야만 그야말로 철봉 같은 발기력을 얻을 수 있고 삶의 질이 쑥쑥 올라간다.

자신에게 맞는 발기부전 치료제 찾기

오해하는 사람도 많은 듯한데, 비아그라는 결코 미약이 아니다. 성적 자극이나 성기에 접촉 자극이 없는 한, 발기는 일어나지 않는다.

성적 자극을 기대할 수 있다면 성행위 하기 60분 전에 복용하는 것이 효과적이다. 복용 후에 몇 시간 동안은 발기력을 유지할 수 있다. 복용 횟수는 1일 1회로 제한된다.

실데나필은 식후에 복용하면 체내 흡수력이 대폭 감소한다. 그러므로 발기부전 치료제는 꼭 공복에 먹어야 한다. 가능하면 복용하기 4시간 전부터 음식을 섭취하지 말아야 한다. 예를 들어, 밤 10시에 성행위를 시작한다면 저녁 5시에 식사를 마치고, 밤 9시에 공복 상태에서 발기부전 치료제를 복용하는 것이다. 복용하기 전의 식사로는 실데나필의 흡수를 방해하지 않도록 소화가 잘되고, 기름지지 않은 음식이 좋다. 성행위에는 에너지가 많이 필요하므로, 에너지가 될 수 있는 당질을 위주로 식사한다.

음주는 절대 하면 안 된다. 알코올은 뇌를 마비시켜 발기 과정을 방해하기 때문이다. 술은 성행위가 끝난 후의 여흥으로 즐기기 바란다.

어떤 의약품이든 부작용이 있다. 비아그라의 부작용은 현기증, 화끈거림, 손 떨림, 홍조 등이다. 이것은 정도의 차이는 있겠지만, 반드

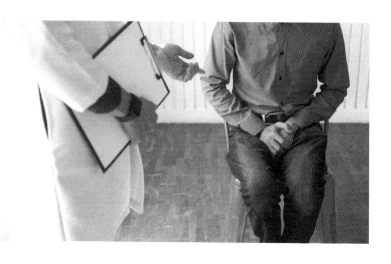

시 나타나는 현상이다. 부작용은 발기부전을 억제하는 작용과 함께 나타나기 때문에, 부작용이 출현한다는 것은 '드디어 약효가 들기 시작했다'는 신호다.

비아그라를 복용했다는 사실을 파트너에게 들키고 싶지 않다면 성행위 하는 방을 되도록 어둡게 해둔다. 밝은 방에서는 파트너가 '이 사람, 왠지 평소보다 얼굴이 더 빨가네?'라고 의아해할 수 있기 때문이다. 방의 조명을 낮추면 편안한 분위기를 만드는 데도 좋을 것이다.

발기부전 환자들 사이에서 비아그라는 큰 인기를 끌었다. 그 후에도 발기부전 치료제로 '레비트라'와 '시알리스'가 등장했다. 레비트라의 유효 성분은 바데나필이고, 시알리스의 유효 성분은 타달라필이다. 이 둘은 비아그라와 마찬가지로 원래 심장병 약이었으며, 각 유효 성분이 PDE5의 작용을 차단해 음경의 혈류를 촉진한다.

"발기부전 치료제로서는 어느 약의 효과가 가장 뛰어납니까?"라는 질문을 많이 받는데, 환자들의 말에 따르면 역시 비아그라의 효과가 가장 좋은 것 같다. 의사에 따라서는 레비트라나 시알리스를 더 많이 처방해주기도 하는데, 그것은 환자의 만족도를 감안해서라기보다는 레비트라나 시알리스의 재고를 얼른 처리하고 싶어서일지도 모른다. 현재는 비아그라와 시알리스의 특허가 만료됨에 따라

복제약이 등장해서 저렴한 가격으로 발기부전 치료제를 구매할 수 있다.

복용하는 다른 약, 지병, 병력 등에 따라 발기부전 치료제를 사용해서는 안 되는 사람도 있다. 미리 의사에게 확인하기 바란다.

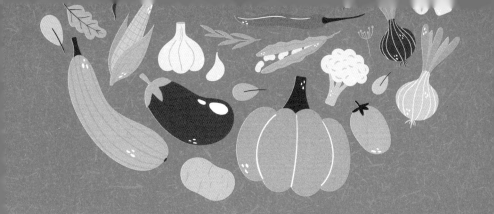

제5장

수면 습관을 바꾸면
인생이 달라진다

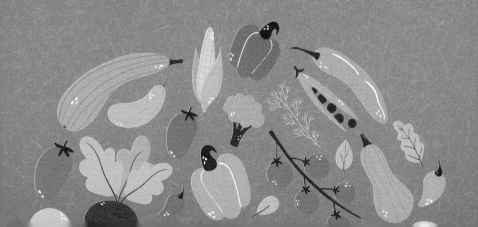

무작정 수면제를 처방하는 의사는
수면 전문가가 아니다

　수면은 건강을 뒷받침하는 중요한 요소다. 한국인 100명 중 1명이 어떠한 형태로든 수면장애에 시달리고 있는데, 사실 보고되지 않은 환자 수까지 더한다면 수면장애는 무척 널리 퍼져 있다.

　수면장애의 대부분은 불면증이다. 불면증의 대표적인 증상은 다음의 4가지다.

- 입면 장애: 잠자리에 들어도 좀처럼(30~60분 이상) 잠들지 못한다.
- 중도 각성: 겨우 잠들었지만, 밤중에 여러 번 깬다.
- 숙면 장애: 수면의 질이 나쁘고, 깊이 자지 못한다.

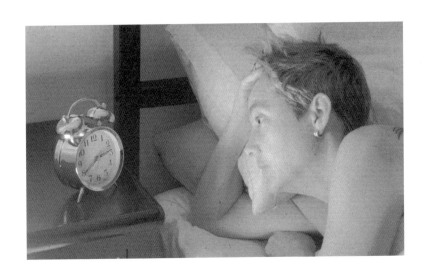

- 조기 각성: 희망 시각보다 일찍 깨는 바람에 잠이 부족한데도 다시 잠들지 못한다.

이번 장에서는 이러한 불면증에 대처하는 법에 관해 주로 이야기하고자 한다.

최근에는 질 좋은 잠이 중요하다는 사실을 인지하는 사람이 조금씩 늘어나고 있지만, 대다수는 수면에 관한 문제를 대수롭지 않게 여겨서 병원 진료를 받을 생각조차 하지 않는다. 사소한 감기 기운만 돌았다 하면 곧장 병원으로 달려가는 사람이라도 수면 문제를 고치겠다고 병원에 가는 경우는 드물다.

의사 측에도 문제가 있다. 나 같은 정신과 의사 중에도 불면증 치료를 전문적으로 하는 사람도 있지만, 그렇지 않은 사람도 있다. 나는 불면증 치료를 전문으로 삼고 있는 의사 중 한 명이다. 전문가로서 미리 말하자면, 대부분 불면증은 소량의 수면제만 사용하거나 수면제를 아예 사용하지 않아도 나을 수 있다.

그럼에도 불면증 치료를 전문으로 삼지 않는 많은 의사가 생활습관 개선을 등한시하고, 무작정 수면제를 처방하는 경향이 강하다. 연구가 부족하고, 이익을 우선시하기에 벌어지는 일이다.

이런 상황이 발생한 데는 약을 좋아하는 한국인의 습성도 한몫했다. 건강보험심사평가원의 2018년 발표에 따르면, 한국의 약제비는 17조 8,616억 원으로, 전체 의료비의 24.6%에 달한다. 의사와 환자 사이에는 약을 처방하고, 처방받기 좋아하는 상호 의존 관계가 존재한다. 약을 처방하기 좋아하는 의사는 약을 처방하는 것이 환자를 위하는 길이라고 굳게 믿고 있거나, 아니면 이익을 추구하는 것일 뿐이다. 환자가 매번 약을 처방받으러 오니까, 의사도 매번 약을 처방해준다는 타성적인 느낌도 없지 않다.

불면증에는 수면제보다 '행동요법'

　불면에 시달리는 환자는 수면제를 요구하지만, 나는 우선 행동요법을 시도해보라고 권한다. 나뿐만 아니라 제대로 된 수면 전문가라면 행동요법을 첫 번째 선택지로 삼을 것이다. 환자의 요구대로 수면제만 순순히 처방해주는 의사는 결코 수면 전문가라고 할 수 없다.

　행동요법은 의사나 임상심리사가 시행하는 상담의 일종이다. 일반적인 상담은 환자의 기분(내면)에 초점을 맞추고, 그 사람의 깊은 정신적 측면을 탐색한다. 그런데 행동요법은 기분이야 어찌 됐건 말 그대로 그 사람의 행동(표면)에만 초점을 맞춘다. 먼저 행동이 달라지면 그 뒤를 따라 기분도 저절로 달라진다는 사고방식이다. 불면증으로 인한 불쾌감은 잠깐 덮어두어도 된다. 수면의 질이 좋아지면 불면증으로 인한 불쾌감도 자연스럽게 사라지기 때문이다.

　수면은 건강의 기본이지만, 잠을 잘 자지 못하기 때문에 병에 걸린다고는 할 수 없다. 오히려 그 반대로 병에 걸렸기 때문에 몸 상태가 안 좋아져서 잠을 잘 못 자는 것이다. 흔히 잠을 잘 자지 못하면 우울증에 걸릴 수 있다고 이야기하지만, 이 역시 반대로 우울증 때문에 불면이라는 증상이 나타난다고 해야 타당하다.

'잠을 잘 못 자니까 병에 걸린다', '불면 때문에 우울증이나 당뇨병에 걸린다'라는 극단적인 생각은 불면증의 심각성을 널리 알리고 싶어 하는 일부 정신과 의사들의 지나친 의욕으로 생겨난 고정관념이다.

만약 여러분이 불면증에 시달리고 있다면 우울증이나 그 외의 심각한 병에 걸리지나 않을까 하는 걱정을 일단 접어두고, 불면증에 대한 행동요법부터 조속히 시도해야 할 것이다.

불면증에 대한 행동요법은 증상을 경감하는 대증요법이 아니라, 원인을 파고들어 병을 치료하는 근치요법이다. 몇 주 동안 행동요법을 실행하면 수면제 없이도 잠을 잘 수 있게 된다. 빠른 사람은 단 1주 만에 불면증이 낫기도 한다. 게다가 실행 난이도도 그다지 높지 않다.

행동요법을 시도하지 않으면 수면제 처방량이 점점 늘어나 순식간에 약을 한 주먹씩 먹는 사태에 이르게 된다. 최악의 경우에는 수면제를 한 주먹씩 먹어도 불면증이 고쳐지지 않는 환자도 있다. 이런 불면증 환자가 치료 방침을 행동요법으로 전환하면 수면제 양을 점점 줄일 수 있고, 결국에는 수면제를 거의 사용하지 않아도 푹 잘

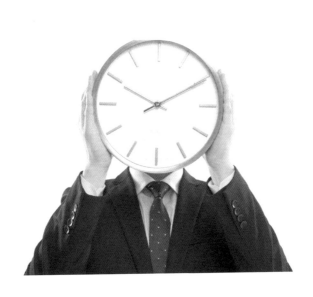

수 있게 된다.

행동요법을 중심으로 불면증을 치료할 때는 수면제를 사용하지 않거나, 사용하더라도 최소한으로 필요한 양만 사용하는 것이 바람직하다.

행동요법의 기본이 되는 수면의 메커니즘

행동요법의 구체적인 방법을 이야기하기 전에, 수면의 메커니즘에 관해 짚고 넘어가겠다. 행동요법은 수면의 메커니즘을 토대로 하는 근치요법이기에, 수면에 관해 깊이 이해할수록 적극적이고 효과적으로 행동요법에 임할 수 있다.

메커니즘 1. 하루주기리듬과 체내시계

인간은 해가 떠 있는 밝은 낮에 활동하다가 해가 져서 어두운 밤에 휴식하는 주행성 동물이다. 인간과 같은 포유류 중에서도 쥐처럼 어두운 밤에 활동하다가 밝은 낮에 휴식하는 야행성 동물도 있다.

주행성이든 야행성이든 지상의 모든 생물은 일정 주기로 생체 반응을 반복하는 리듬을 가지고 있다. 이것을 '생체리듬'이라고 부른다. 인간의 생활도 생체리듬을 바탕으로 하며 체온, 혈압, 혈당치, 호르몬 분비 등이 생체리듬에 따라 조절된다. 당연히 수면과 각성도 생체리듬에 따른다고 할 수 있다.

인간에게 가장 중요한 생체리듬은 하루주기리듬(circadian rhythm)이며, 지구의 자전으로 해가 뜨고 지면서 생겨나는 하루 24시간의 주기를 지닌다.

하루주기리듬을 쉬지 않고 반복하도록 해주는 것이 체내시계다. 체내시계는 일정한 시각에 잠들고, 잠이 깨는 것, 일정한 시각에 식사하는 것 등의 활동을 통제하는 메커니즘이다. 체내시계의 정체는 생식세포를 제외한 모든 세포가 지니고 있는 '시계유전자'다. 시계 유전자는 체내시계를 관장하는 모든 유전자를 총칭한다. 여러 시계 유전자의 상호작용으로 24시간 주기가 생겨나는 것이다.

인간은 37조 개나 되는 수많은 세포로 이루어져 있으므로, 각 세포가 개별적인 체내시계에 따라 제각기 활동해서는 곤란하다. 그래서 뇌 시상하부의 시교차상핵이라는 부위에서 모든 세포의 체내시계를 동기화한다. 시교차상핵은 좌우 한 쌍이며, 총 4만 개 이상의 신경세포가 이곳에 모여 있다.

어두운 환경에서는 생체리듬이 24시간보다 약간 길어진다. 그런데 아침이 되어 빛을 쐬면 망막과 시신경을 통해 시교차상핵에 빛 정보가 전달되고, 모든 세포의 체내시계가 24시간 주기로 새로이 동기화된다. 이러한 빛 자극 외에도 식사에 의한 자극, 자율신경, 호르몬 등이 동기화를 촉진한다.

대부분의 불면증은 이러한 체내시계의 정교한 시스템이 흐트러지면서 발생한다.

메커니즘 2. 체내시계와 멜라토닌

체내시계가 시간을 정확히 인식하도록 돕는 존재가 빛 말고도 또 있다. 그것은 바로 멜라토닌이다. 멜라토닌은 뇌의 송과체라는 부위에서 분비되는 호르몬이며, 아침에 일어나 빛을 쐬고 14~16시간이 지난 후에 뇌 속에서 증가한다. 밝은 낮에는 멜라토닌이 전혀 분비되지 않는다. 빛을 쐬면 멜라토닌을 합성하는 효소의 작용이 억제되기 때문이다.

멜라토닌의 바탕이 되는 것은 뇌 속에서 분비되는 신경전달물질인 세로토닌이다. 세로토닌은 각성을 지속하거나 의욕을 유지하는 작용이 있다. 앞에서 언급했듯이, 우울증은 세로토닌이 충분히 기능하지 않아서 일어난다.

아침에 건강한 사람의 뇌 속에서는 세로토닌이 많이 만들어진다. 그리고 해가 지면 세로토닌에 의해 멜라토닌을 만드는 효소의 기능이 활성화하고, 멜라토닌에 의해 빛과 어둠의 변화를 뚜렷이 인식한 체내시계가 수면 준비를 시작한다.

해가 지고 어두워진 후에 인공적으로 강한 빛을 쐬게 되면 멜라토닌이 증가하지 않아 잠이 오지 않는다. 밤이 되면 조명을 어둡게 해야 멜라토닌의 작용으로 편안한 잠을 이룰 수 있다.

자율신경

자율신경은 신체 기능을 자동으로 정비하는 체계이다. 혈액순환, 호흡, 혈압 조정, 체온 조정, 소화, 흡수 등 살아가는 데 반드시 필요한 작용은 자율신경으로 통제되고 있다. 자율신경은 교감신경과 부교감신경이라는 2가지 계통으로 이루어져 있고, 그 중추는 뇌의 시상하부에 있다. 자율신경도 역시 체내시계의 지배를 받는다.

해가 뜨고 체내시계가 새로이 시작하면 교감신경이 활성화한다. 교감신경은 심박 수를 높이고, 세포의 에너지원이 되는 혈당치를 높이고, 체온을 상승 시켜 몸과 마음을 활동적으로 정비한다.

해가 지고 어두워지면 교감신경 우위에서 부교감신경 우위로 전환된다. 부교감신경은 교감신경과 달리 심박 수, 혈당치, 체온 등을 낮춰 몸과 마음을 안정시키고, 휴식 모드로 유도해서 잠들 준비를 한다.

교감신경과 부교감신경의 균형이 흐트러지면 불면증이 발생한다. 늦은 시간에 심한 운동을 하거나 야근으로 긴장을 하게 되면 교감신경이 흥분해 부교감신경을 억누르므로 잠들기 힘들어진다.

논렘수면과 렘수면

체내시계의 작용으로 수면에 빠지면 논렘수면과 렘수면이라는 2가지 수면을 번갈아 반복하게 된다. 아래 그림을 보면 알 수 있듯이, 잠들면 먼저 논렘수면이 찾아온다. 논렘수면 상태에서는 뇌가 수면 모드로 들어가 활동이 저하한다.

그렇게 90분이 지나면, 뇌는 수면 모드를 끝내고 활동을 시작한다. 잠이 깨지는 않지만, 깨어 있을 때와 비슷한 정도로 뇌가 활동하는 것이다. 이것을 렘수면이라고 부른다. 뇌는 왕성하게 움직이지만, 오감을 통한 정보 입력(인풋)과 근육을 통한 정보 출력(아웃풋)은

수면 과정 도표

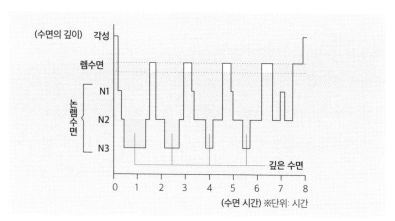

차단된 상태다. 논렘수면과 뒤따라 나타나는 렘수면은 90분 주기로 아침까지 반복된다.

렘(REM)은 급속 안구 운동(rapid eye movement)의 약자다. 수면 중에 감겨 있는 눈꺼풀 아래에서 안구가 빠르게 움직이고 있어서 붙은 명칭이다.

렘수면은 비교적 단시간에 끝나고, 뇌는 또다시 수면 모드로 들어가 논렘수면이 찾아온다. 해 뜰 무렵이 되면 렘수면 시간이 길어진다. 하룻밤의 수면에서 차지하는 비율은 논렘수면이 약 80%, 렘수면이 약 20%다.

논렘수면과 렘수면 사이에는 어떤 차이가 있을까? 간단히 말하면 논렘수면은 깊은 잠이고, 렘수면은 얕은 잠이라고 할 수 있다. 흔히 '꿀잠'이라고 하는 것은 주로 논렘수면을 가리킨다.

미국수면학회의 판정 기준에 의하면, 논렘수면은 수면의 깊이에 따라 N(non-REM)1에서 N3까지 세 단계로 나뉘고, 뇌파를 통해 그 단계를 판정한다.

완전히 각성해 있을 때는 주파수가 높은 베타(β)파가 관찰되지만, 각성 시에 눈을 감으면 주파수가 낮은 알파(α)파가 나온다. 잠에 빠져 논렘수면이 찾아오면 알파파가 사라진다. 잠이 깊어지면 주파수가 더욱 낮은 세타(θ)파로 변하고, 최종적으로는 주파수가 가장 낮은 델타(δ)파가 된다. N3에서 가장 수면이 깊어지면 델타파가 전체의 50% 이상을 차지한다. 덧붙여, 렘수면은 N1에 가까운 뇌파 모양을 보인다.

막 잠들었을 때 찾아오는 논렘수면에서는 N3의 가장 깊은 수면까지 도달한다. 이때 뇌하수체에서 성장호르몬이 분비된다. 성장호르몬의 주요 기능은 신체 성장을 촉진하는 것이다. '잠 잘 자는 아이가 잘 자란다'라는 말처럼, 성장기에는 성장호르몬의 작용으로 근육과 뼈가 급격히 성장한다.

렘수면에서는 꿈을 꾼다. 새벽에 렘수면이 증가하기 때문에 새벽에 꾼 꿈은 기억하는 경우가 많다.

수면 행동요법, 10가지 핵심

지금까지 수면의 메커니즘을 이해했다면, 이제부터는 수면의 행동요법을 시도해보자. 먼저 10가지 핵심의 개략적인 내용을 소개한다. 쭉 살펴보면 그다지 어려운 내용이 아님을 알 수 있을 것이다.

① 나이가 들면서 수면 시간이 줄어드는 현상을 받아들인다.

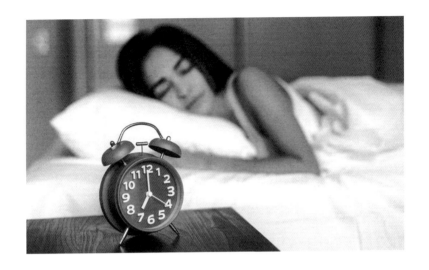

② 한두 번 잠을 못 자는 것으로 호들갑 떨지 않는다.

③ 규칙적인 생활 리듬을 만든다.

④ 잠드는 시각은 매일 다르더라도 항상 동일한 시각에 일어난다.

⑤ 낮잠을 30분 이상 자지 않는다.

⑥ 온종일 빈둥대지 말고, 되도록 신체를 움직인다.

⑦ 매일 아침에 햇빛을 쐬고, 저녁 이후에 강한 빛을 되도록 쐬지
  않는다.

⑧ 저녁 이후에는 카페인 음료를 삼간다.

⑨ 매일 욕조 목욕을 한다.

⑩ 잠자는 시각에 집착하지 않는다.

위의 행동요법을 실시하지 않으면 수면제를 아무리 늘려도 좀처럼 잠들 수 없다. 스스로 변화하려는 노력을 포기한 채 의사나 수면제에만 기대려는 것은 나 몰라라 하는 태도이고, 너무나 무책임하다. 그 피해는 고스란히 자신에게 돌아온다.

그러면 이제부터 숙면을 취하기 위해 실시해야 할 위의 행동요법에 관해 하나하나 설명하겠다.

수면 행동요법의 각 핵심에 관한 설명

1. 나이가 들면서 수면 시간이 줄어드는 현상을 받아들인다

필요한 수면 시간은 나이에 따라 달라진다. 젊었을 때는 몸과 마음이 활발히 활동하기 때문에 피로 해소를 하려면 그만큼 긴 수면 기간이 필요하다. 그래서 10시간이든 12시간이든 아무렇지도 않게 잘 수 있는 것이다.

나이가 들면서 몸과 마음의 활발한 활동량이 줄어든다. "나는 젊었을 때랑 아무것도 다를 게 없어!"라고 허세를 부려봤자, 세포 수준에서의 활동량은 확연히 떨어진다. 그래서 젊었을 때처럼 오랜 시간 숙면을 취할 수 없다. 그것은 나이가 들면서 발생하는 생리적 현상이며, 기미나 주름과 마찬가지로 묵묵히 받아들일 수밖에 없다. 기미나 주름이 자연스러운 노화 현상일 뿐 병이 아니듯이, 젊었을 때처럼 잠자지 못해도 불면증이 아니다.

낮 동안에 참을 수 없는 졸음이 쏟아지는 일이 없고, 활동에 지장도 없다면, 필요한 수면 시간을 확보하고 있다고 받아들이면 된다. 젊은 연예인 중에는 "언제 어디서나 잠들 수 있는 게 제 특기입니다!"라고 자랑스럽게 이야기하는 사람도 있지만, 그것은 활동량에 걸맞은 수면을 취하지 못해 만성적인 수면 부족에 빠졌다는 증거이지, 결코 자랑할 만한 일이 아니다.

개인차는 있겠지만, 많은 사람은 50살이 넘으면 수면 시간이 줄어들기 시작한다. 그리고 젊었을 때는 밤늦게까지 깨어 있다가 아침에 늦잠을 자는 저녁형 인간이 많았지만, 서서히 일찍 자고 일찍 일어나는 아침형 인간으로 변화한다.

50대가 되면 밤 11~12시에 자고, 새벽 4~5시에 눈을 뜬다. 이후로 아침이 될 때까지 잠자리에서 뒤척이면서 선잠을 자는 것이 보통이다. 새벽부터 뜬눈으로 누워 있다는 사람도 많다.

60대 이후에는 수면 시간이 더욱 줄어든다. 밤 11~12시에 자고, 새벽 2~3시에 눈을 뜬다. 이후로 아침이 될 때까지 깊은 잠에 들지 못한다.

수면 시간뿐 아니라 수면의 양상도 나이에 따라 달라진다.

아기는 온종일 잠자는 것이 일이다. 단시간의 수면을 하루에도 몇 번이나 거듭한다. 이것을 '다상성 수면'이라고 한다. 먹고 노는 것 말고는 종일 잠만 자는 고양이처럼 많은 동물은 다상성 수면을 취한다.

사람은 어른이 되면 장시간의 수면을 하루에 한 번 취하게 된다. 이것을 '단상성 수면'이라고 한다. 하지만 고령자가 되면 또다시 다상성 수면으로 돌아간다. 단상성 수면의 1회당 수면은 깊지만, 다상성 수면의 1회당 수면은 얕다. 부족한 수면 시간을 낮잠으로 보충하게 되면서 다상성 수면이 더욱 고착된다.

이런 현상은 남성에게서 더욱 두드러진다. 여성은 나이가 들어도 남성보다는 비교적 한 번에 몰아서 잘 수 있다.

인간은 몸과 마음이 요구하는 시간 이상으로 수면을 취할 수 없다. 따라서 나이가 들면서 수면 시간이 적어질 수밖에 없는 것이다. 그러나 많은 사람은 나이가 들어도 젊었을 때처럼 잠잘 수 있다고 믿는다. 내 진료실에도 가끔씩 70대 환자가 찾아와 "5시간밖에 못 자는데, 저는 적어도 6시간은 자고 싶어요"라고 푸념하기도 한다. 그런 환자에게는 "70대가 되면 6시간 이상 푹 자는 건 힘듭니다. 지금이 정상입니다"라고 설명한다. "불면증이 아니니까 수면제는 처방해드리지 않을게요"라고 덧붙이는 것도 잊지 않는다. 이런 환자에게 매번 수면제를 처방하고, 1주일마다 병원에 오도록 하는 의사는 좋은 의사라고 할 수 없다.

적당한 수면 시간과 관련해 롱 슬리퍼(long sleeper)와 쇼트 슬리퍼(short sleeper)라는 용어가 있다. 롱 슬리퍼는 9시간 이상 자야 피로가 풀리는 유형이고, 쇼트 슬리퍼는 5시간 이하로 자도 충분한 유형이다. 나는 쇼트 슬리퍼여서 새벽 1시에 자고 아침 5시에 일어나는 4시간 수면으로도 하루 종일 졸리지 않고 컨디션도 양호하게 유지한다.

나처럼 '매일 4시간만 자도 힘들지 않다'는 사람도 정상이므로 걱정할 필요 없다. 낮 동안에 졸음이 쏟아지지 않고, 활동에 지장이 없다면 충분한 수면을 취하고 있다고 생각하기 바란다.

2. 한두 번 잠을 못 자는 것으로 호들갑 떨지 않는다

오랜 시간 숙면을 취하지 못하더라도, 하물며 1주일에 1번쯤 밤을 새우더라도, 일상생활이나 건강에 커다란 지장만 없다면 괜찮다. '혹시 불면증에 걸린 게 아닐까?'라고 심각하게 생각하다 보면 '불면증에 걸리면 어쩌지?'라는 걱정이 싹트고 '불면증에 걸리고 싶지 않아'라는 초조함으로 변모한다. 이런 사고의 악순환이 진짜 불면증의 발단이 될 수 있다. 한두 번 잠들지 못하는 날이 있더라도 호들갑 떨거나 신경 쓰지 말아야 한다. 이 정도로는 결코 불면증으로 발전하지 않기 때문이다.

성실한 회사원은 '내일 절대 실수해서는 안 되는 프레젠테이션이 있으니까 지금 당장 잠을 자야 일에 지장이 없어'라고 초조해하기 마련이다. 이렇게 초조해지면 오히려 잠을 더 못 자게 된다. 인간은 불안과 근심이 있으면 잠들기 어려운 법이기 때문이다.

하룻밤 정도 잠을 못 자는 것으로 호들갑 떨지 말자. 불안과 걱정에 사로잡히지 않는다면 불면증은 찾아오지 않는다.

3. 규칙적인 생활 리듬을 만든다

먼저 규칙적인 생활 리듬을 만드는 것이 가장 중요하다. 낮 동안에 일하는 일반적인 회사원이라면 일찍 자고 일찍 일어나는 생체 리듬을 흐트러뜨리지 않도록 한다. 재택근무를 하게 되어 정해진 시각에 출근할 필요가 없어지면, 밤을 새우거나 늦잠을 자는 일이 많아진다. 그러면 체내시계의 리듬이 크게 흐트러지면서 불면증을 유발할 수 있다.

하루 3번의 식사 리듬도 일정하게 유지하도록 노력한다. 식사 리듬이 흐트러지면 세포의 체내시계도 흐트러지기 마련이다. 특히 아침 식사는 온몸의 체내시계를 동기화하는 역할의 일부분을 담당한다.

세 끼 식사는 대략 5시간마다 하는 것이 좋다. 아침 식사를 하고 나서 5시간 후에 점심 식사를 하고, 그 5시간 후에 저녁 식사를 한다. 아침 식사를 8시에 했다면 점심 식사는 오후 1시에, 저녁 식사는 오후 6시에 한다. 그 외의 시간대에는 간식이나 야식을 최대한 삼간다.

평일뿐 아니라 휴일에도 규칙적인 생활 리듬을 무너뜨리지 않도록 한다. 휴일에 아무 할 일이 없다고 늦잠을 자버리면 평일에 모처럼 정비해두었던 체내시계의 리듬이 흐트러진다.

매일 아침 7시에 일어나는 사람이 전날에 밤새우는 바람에 10시까지 늦잠을 자버리면, 체내시계는 뒤로 늦춰지며 어긋난다. 그러면 멜라토닌 분비 타이밍이 늦어지고 분비량도 줄어들어서 밤에 잠들기 힘들어진다. 이것은 해외에 나갔을 때 발생하는 시차증후군과 같은 상태이며, '사회적 시차증후군(social jet lag)'이라고 부른다.

해외여행을 할 때 시차증후군이 금방 낫지 않는 것처럼, 한번 흐트러진 체내시계를 정상으로 되돌리기는 무척 힘들다. 아침에 정해진 시각에 일어나도록 노력하더라도 체내시계가 정상이 될 때까지 2~3일 걸린다. 주말마다 늦잠 자기를 반복한다는 것은 주말마다 해외에 나가는 것과 같다. 해외여행을 하지 않는 사람도 만성 시차증후군에 시달릴 수 있는 셈이다.

이런 상태에서는 한 주가 시작되는 월요일에 평소 출근 시간에 맞춰 일어나더라도 졸음이 가시지 않고, 컨디션이 좋지 않다. 이것이 이른바 '월요병'이라고 불리는 현상이다.

애초에 휴일에 늦잠을 잔다는 것은 평일의 수면 시간이 부족하다는 증거다. 휴일에 늦잠을 자지 않아도 문제없도록 평일의 수면 리듬을 제대로 갖추어야 한다. 휴일의 늦잠은 1시간 이내로 억제하는 것이 좋다. 1시간 정도의 늦잠으로는 체내시계가 크게 흐트러지지 않기 때문이다.

4. 잠드는 시각은 매일 다르더라도 항상 동일한 시각에 일어난다

규칙적인 생활 리듬을 만드는 첫걸음은 아침마다 동일한 시각에 일어나는 것이다. 전날 밤에 몇 시에 잠들었든 아침에는 꼭 정해진 시각에 일어난다. 일찍 일어나면 자연스럽게 일찍 잘 수 있다. 체내시계는 아침 햇살을 쐬고서부터 움직이기 시작하므로 아침에 일어나는 시각에 따라 밤에 졸음이 쏟아지는 시각이 결정되는 것이다.

회사원은 보통 출근 시각을 기준으로 계산해 기상 시각을 정해둘 것이다. 재택근무를 하더라도 출근일과 같은 시각에 일어나는 것이 중요하다. 이때 충분한 수면 시간을 확보하도록 계산해야 한다.

필요한 수면 시간에는 개인차가 있고, 앞에서 설명했듯이 나이에 따라서도 달라진다. 한창 일하는 나이인 20~40대는 평균 수면 시간이 6~8시간일 것이다. 어찌 됐든 낮에 졸음이 쏟아지거나 업무 능력이 떨어지지만 않는다면 괜찮다. 오전에 하품이 나오는 것은 수면 시간이 부족하다는 신호다. 기상 시각과 그에 따른 취침 시각을 조정해 낮에 졸음이 느껴지지 않을 만큼의 수면 시간을 확보하자.

5. 낮잠을 30분 이상 자지 않는다

무심코 낮잠을 자버리면 밤에 졸음이 쏟아지지 않아 잠들기 힘들어진다. 소파에 누워 몇 시간 자는 것만을 낮잠이라고 생각하는 사람이 많지만, 사실 책상에 엎드려 잠깐 자는 것도 낮잠이다. 밤에 푹 자려면 낮잠을 되도록 피해야 한다. 밤에 잠이 안 온다고 불평하는 고령자 중에는 알고 보면 낮잠을 길게 자는 사람도 적지 않다.

점심을 먹고 나서 오후 2시쯤에는 누구나 졸음이 쏟아지기 마련이다. 흔히 '점심에 먹은 음식을 소화하기 위해 혈액이 내장으로 몰리고, 그만큼 뇌의 혈액이 부족해지기 때문에 졸음이 쏟아진다'라고 말하지만, 그것은 잘못된 속설일 뿐이다. 그런 논리라면 아침 식사 후에나 저녁 식사 후에도 졸음이 몰려와야 할 테지만, 실제로 그러지 않는다.

점심 식사 후에 졸음이 쏟아지는 이유는 체내시계의 작용 때문이다. 오후 2시쯤은 각성하고 있는 시간대의 한가운데이므로, 한숨 돌리며 휴식을 취하기에 딱 좋도록 체내시계에 의해 프로그램된 것이다.

오후의 졸음을 쫓으려면 30분 이내의 낮잠을 자는 것이 효과적이다. 30분 이상 낮잠을 자버리면 밤에 잠드는 데 지장이 생기지만, 30분 이내라면 그럴 염려가 없다. 30분 이내의 짧은 낮잠은 영어로 파워 냅(power nap)으로 불리며, 머리를 맑게 하고 생산성을 높인다. 업무 능률이 높아지면 하루 일을 얼른 끝내고 일찍 퇴근할 수 있으므로 긴 수면 시간을 확보하는 데 도움이 된다.

늦은 시각에 낮잠을 자면 아무리 짧은 낮잠이라도 밤에 잠드는 데 지장을 초래하기 때문에, 낮잠을 자려면 오후 4시 이전에 자는 것이 좋다.

6. 온종일 빈둥대지 말고, 되도록 신체를 움직인다

인간은 주행성 동물이기 때문에 낮에 가만히 있거나 빈둥거리지 말고, 적극적으로 신체를 움직여야 한다. 종일 외근하거나 몸을 움직이는 업무를 하면 밤에 녹초가 되어 쉽게 잠에 곯아떨어지는 법이다.

몸을 움직이는 데는 근육뿐 아니라 뇌의 역할도 크다. 근육을 움직이라고 지령을 내리는 사령부가 뇌이기 때문에 몸을 활발히 움직일수록 뇌가 피곤해지고 졸음을 느끼게 된다. 책상 앞에 앉아 머리만 쓰면서 일하는 사람보다 몸을 움직이면서 일하는 사람이 뇌를 몇 배나 더 사용한다. 앉아서 일하는 시간이 긴 사람은 엘리베이터나 에스컬레이터를 타는 대신에 계단을 오르거나, 기분 전환으로 멀리 산책하러 다녀오는 등의 방법으로 낮 동안의 운동량을 늘려야 한다.

7. 매일 아침에 햇빛을 쬐고, 저녁 이후에 강한 빛을 되도록 쬐지 않는다

편의점처럼 24시간 영업하는 가게는 한밤중에도 조명을 환히 켜지만, 우리의 생체리듬은 밤에 캄캄해지는 것이 당연한 원시시대의 설정을 그대로 간직하고 있다. 체내시계의 메커니즘을 고려하면 날이 밝을 때 활동하고, 날이 어두워지면 휴식하는 생활이 바람직하다.

매일 아침에 햇빛을 쐬며 '오늘 하루도 시작된다'고 체내시계에 알리고, 저녁 이후 강한 빛을 가급적 쐬지 않고 '오늘 하루가 끝났다' 고 체내시계에 통보하는 것이다.

아침에 정해진 시각에 기상하면 커튼을 열고 방에 햇빛이 쏟아지게 한다. 아침에 날마다 체내시계를 재조정하려면 5,000lx(럭스)의 밝기로 약 1시간 동안, 혹은 1만lx의 밝기로 약 30분 동안 빛을 쐬어야 한다.

화창한 아침 창가의 밝기는 1만~2만lx이므로 창가에 앉아 신문을 읽거나 이메일을 체크하는 사이에 체내시계의 재조정이 완료된다. 흐리거나 비 오는 날에도 실외의 밝기는 5,000~1만lx 정도이므로, 아침에 잠깐 산책하고 들어오면 체내시계의 재조정이 충분히 이루어진다.

해가 져서 바깥이 어두워지면 가급적 강한 빛을 쐬지 않도록 노력한다. 빛을 쐬어버리면 수면 호르몬인 멜라토닌의 합성에 제동이 걸리고, 그와 함께 체내시계가 늦춰지면서 밤에 잠을 이루기 어려워진다.

업무 중에 조명을 끄기는 어려울 것이다. 그 대신에 업무가 끝나고 저녁을 먹은 후 거실에서 쉴 때, 간접조명으로 실내 밝기를 최대한 줄이는 것이 좋다.

스마트폰, 컴퓨터, 태블릿 등이 발산하는 빛은 자칫 등한시하기 쉽다. 이 빛은 자외선과 비슷하게 파장이 짧고 자극이 강한 블루라이트가 포함되어 있어서, 가까이에서 장시간 쐬면 멜라토닌 분비량이 떨어질 우려가 있다. 긴급할 때가 아니라면 밤 10시 이후에는 스마트폰이나 컴퓨터를 보지 않는다는 규칙을 정하고 지켜야 한다. 깜깜한 침실에서 침대에 누워 스마트폰을 만지작거리는 것은 절대 금물이다.

8. 저녁 이후에는 카페인 음료를 삼간다

카페인은 뇌 속에서 흥분을 억제하는 메커니즘을 방해해서 강한 각성 작용을 발휘한다. 카페인은 섭취한 후 3시간가량 효과가 지속된다. 개인차가 있기 때문에 어떤 사람은 각성 작용이 4~5시간이나 지속되어 잠을 이루지 못하기도 한다.

카페인에는 이뇨 작용도 있다. 밤에 잠자기 전에 카페인 음료를 마시면 밤중에 소변이 마려워 잠이 깨버리기도 한다.

카페인의 작용을 고려하면, 저녁 이후에는 커피 같은 카페인 음료를 삼가야 한다. 식후에 마시는 음료로는 디카페인 커피, 생수, 무당 탄산수, 보리차, 루이보스차 등이 좋다.

카페인은 커피에만 들어 있는 것이 아니다. 코코아, 콜라, 녹차, 홍차, 우롱차 등에도 카페인이 꽤 들어 있다. 야근의 피로를 풀기 위해 피로해소제나 에너지 음료를 마시는 습관이 있다면 조심해야 한다. 이러한 음료에도 카페인이 많이 함유되어 있기 때문이다.

9. 매일 욕조 목욕을 한다

여성보다 남성은 욕조 목욕을 귀찮아해서 그냥 샤워로 때우려는 사람이 많은 것 같다. 특히 바쁜 회사원은 욕조에 물 받는 시간조차 아까워서 욕조 목욕을 안 하려는 경향도 있다. 그러나 불면증에서 해방되고 싶다면 매일 욕조 목욕을 하는 것이 좋다.

욕조 목욕의 목적은 체표의 체온을 올리고, 심부의 체온을 낮추는 것이다. 우리가 체온계로 재는 피부 체온과 뇌의 온도인 심부 체온은 최대 2도까지 차이가 난다. 심부 체온은 피부 체온보다 약 2도 높은 것이다.

그리고 인간은 심부 체온이 낮아지고 피부 체온이 높아져서(심부에 머무르던 체열이 체표의 모세혈관으로 방출되므로 심부 체온이 낮아질 때 피부 체온이 높아진다) 양쪽의 차이가 줄어들수록 졸음이 강해진다.

체내시계와 자율신경의 작용으로 심부 체온은 저녁 이후에 완만하게 떨어지기 시작한다. 또한, 잠들기 약 90분 전에 욕조 목욕을 통해 피부 체온을 높이면 심부 체온과 피부 체온의 차이가 줄어들어서, 목욕으로 일단 올라간 심부 체온이 반동으로 내려가는 타이밍에 쉽게 잠들 수 있다.

욕조 목욕을 할 때는 42도 이상의 뜨거운 물이 아니라, 40도 이하의 미지근한 물에 들어가는 것이 좋다. 심부 체온이 변화하려면 시간이 필요한데, 뜨거운 물에는 오래 들어가 있을 수 없어서 생각보다 심부 체온이 오르지 않는다. 또한 뜨거운 물은 교감신경을 자극하므로, 대항하는 부교감신경이 끌어내는 휴식 모드를 방해한다.

미지근한 물이라면 오랫동안 목욕할 수 있다. 이마에서 땀이 가볍게 흐를 때까지 15분 정도 느긋하게 욕조에 들어가 있으면 피부 체온과 심부 체온이 높아지고, 교감신경 우위에서 부교감신경 우위로 전환된다.

10. 잠자는 시각에 집착하지 않는다

아침에 일어나는 시각을 고정해두면 잠자는 시각이 자연스럽게 정해진다.

'내일을 위해서 얼른 자야 하는데…' 하고 초조해할수록 오히려 잠들지 못했던 경험이 누구에게나 있을 것이다. 몇 시에 자든 내일 일어날 시각은 이미 정해져 있으니 얼른 자려고 노력할 필요가 없다.

잠잘 시각이 되었다는 이유로 기계적으로 침실에 가서 침대에 눕는 것은 바람직하지 않다. 침대에 누워 '잠이 안 오네…' 하며 걱정하는 시간만큼 괴로운 것이 없다.

침실을 미리 어둡게 만들어놓고, 잠자는 시각과 상관없이 졸음이 느껴지면 바로 침대에 눕는다. 낮에 열심히 활동하고 피로가 쌓였다면 분명히 금방 곯아떨어질 것이다.

꼭 침대를 고집할 필요도 없다. 소파에서 자든 바닥에서 자든 상관없다. 밤에 졸음이 쏟아지면 언제 어디서든 잘 수 있는 것이다.

매일 밤마다 소파에서라도 편히 잘 수 있다면 자신감이 붙고, 불면증이 완화될 것이다. 그리고 조만간 침대에서 제대로 된 숙면을 취할 수 있을 것이다.

수면제의 적절한 복용

행동요법만으로는 제대로 잠들 수 없는 사람이라면 수면제의 도움을 적절히 받는 편이 좋다. 수면제가 독이라고 생각하는 사람도 많은데, 그것은 오래된 편견일 뿐이다. 과거의 바비투르산계 수면제는 마취제와 비슷한 작용이 있어서 자칫 복용량이 과다해지면 호흡이 멈추고 죽음에 이를 수도 있었다. 하지만 현재는 안전한 벤조다이아제핀계 수면제가 주류가 되었기 때문에, 자살 목적으로 100알 이상 한꺼번에 삼키지 않는 한 위험하지 않다.

수면제에는 초단시간형과 중간형이 있다. 초단시간형 수면제의 효력은 3~4시간이다. 좀처럼 수면 상태에 이르지 못하는 환자의 경우에는 짧은 시간에 잠들도록만 하면 되므로 초단시간형 수면제를 처방한다. 그래서 초단시간형 수면제를 '수면 도입제'라고도 부른다. 효과가 좋은 초단시간형 수면제로는 트리아졸람, 졸피뎀 등이 있다.

중간형 수면제의 효력은 6~7시간이다. 좀처럼 수면 상태에 이르지 못할 뿐 아니라, 수면 도중에 깨거나 제대로 숙면을 취하지 못하는 환자의 경우에는 오랜 시간 효력이 지속되는 중간형 수면제를 처방한다. 효과가 좋은 중간형 수면제로는 플루나이트라제팜 등이 있다.

'수면제를 복용하면 의존증에 걸릴까 봐 두렵다'는 사람도 있다. 하지만 정해진 양만 복용한다면 절대 의존증에 걸리지 않는다.

그런데 수면제를 남용하거나 마약처럼 악용하는 사람이 존재한다. 그런 사람은 한 번에 적정량의 10배 이상을 삼켜서 몽롱한 상태가 된다. 그렇게 하다가 수면제에 내성이 생겨 의존증에 걸리는 것이다.

그러나 통상적인 복용량으로는 의존증에 걸리지 않는다는 사실을 잘 이해한다면 수면제를 처방하거나 복용하는 데 두려워할 것이 없다.

수면제의 약효는 사람을 강제로 잠재울 정도가 아니며, 사람의 수면을 도와주는 정도일 뿐이다. 사람을 강제로 잠재우는 것은 수술할 때 사용하는 마취제다. 그런데 마취제 같은 약효를 기대하면서 수면제를 요구하는 환자도 있다. 그런 환자에게는 수면제와 마취제의 차이를 설명하고 이해시켜야 한다. 이것이 바로 의사와 환자 사이에서 중요시되는 '충분한 설명과 동의(IC, informed consent)'라는 개념이다. 의사와 환자는 정보를 충분히 공유하고, 합의를 형성해야 한다. 당연히, 불면증 환자에게 마취제를 투여할 수는 없는 노릇이다.

환자에게 세심하게 설명하지 않은 채, "즉시 효과가 나타나는 수면제를 주세요!"라는 환자의 요구에 따라 순순히 처방량을 늘리다가, 어느새 대량의 수면제를 처방해버리는 사태도 종종 벌어진다. 그 결과 환자에게 의존증을 초래하기도 한다. 그야말로 형편없는 의사라고 할 수 있다.

잠들기 위해 수면제 대신에 술을 마시는 사람이 있는데, 이 경우에도 의존증이 우려된다. 대량의 음주는 수면제보다 의존성이 높기 때문이다.

술에 함유된 알코올에는 마취제와 비슷한 작용이 있다. 술을 마셔서 억지로 잠들어봤자 수면의 질이 낮아서 금방 깨버린다. 또한, 알코올에는 내성이 잘 생기고(이른바 '술이 세지는' 현상), 잠자기 전에 술을 마시는 습관이 붙으면 주량이 차츰 늘어나는 경향을 보인다. 처음에는 위스키 1잔으로 잠들었지만, 알코올의 마취 효과에 내성이 생김에 따라 2잔, 3잔, 4잔으로 주량이 점점 늘어나게 되는 것이다.

잠들기 직전에 이렇게 많은 양의 알코올을 섭취하면, 수면 중에 간은 알코올을 처리하느라 다른 대사 작업을 하지 못하게 된다. 이래서는 모처럼 잠들어봤자 몸 안의 장기는 쉴 수가 없다.

알코올이든 수면제 등의 약물 성분이든 모두 간에서 해독하는데, 알코올이 간에 주는 부담은 수면제와 비교도 되지 않을 만큼 크다.

위스키 더블 2잔에 함유된 순 알코올량은 약 40g이다. 반면에 수면제 트라이아졸람의 처방량은 1회당 0.25mg이다. 이처럼 작용물질의 섭취량부터 큰 차이가 난다.

행동요법에 도움을 주는 것은 술이 아니라, 용도에 적합한 적정량의 수면제임을 꼭 기억해야 한다.

행동요법을 위해 적는 수면 일지

나는 환자의 수면이 어떻게 개선되고 있는지, 행동요법이 제대로 시행되고 있는지 확인하기 위해 환자에게 181쪽과 같은 '수면 일지'를 적도록 한다.

매일 잠자는 것은 당연한 일이기 때문에 객관적으로 살펴보기가 의외로 어렵다. 전날 저녁에 무슨 음식을 먹었는지는 기억해도, 몇 시에 잠자리에 누워 몇 시에 잠들었는지는 정확히 말할 수 있는 사람은 거의 없다. 그래서 수면 일지를 활용해 수면 습관을 파악해보려는 것이다.

수면 일지는 상단과 하단으로 나눈다.
상단에는 잠자리에 있던 시간을 '↔'로 기재한다.

하단에는 수면과 각성의 상태를 다음과 같이 기재한다.

- 푹 잤다 ⇒ 검은색
- 뒤척이면서 선잠을 자거나 꾸벅꾸벅 졸았다 ⇒ 회색
- 깨어 있었다 ⇒ 하얀색

상단에서는 '↔'를 통해 몇 시에 일어나고, 몇 시에 잤는지 알 수 있다. 기상 시각은 평일이든 휴일이든 일정한 것이 바람직하며, 취침 시각은 그다지 중요하지 않다.

하단에서는 불면증의 유형을 알 수 있다.

- 푹 잠들기까지 30~60분 이상 걸린다 ⇒ 입면 장애
- 수면 도중에 몇 번이고 깨어난다 ⇒ 중도 각성
- 희망 시각보다 일찍 깨어난다 ⇒ 조기 각성
- 수면 시간은 많은데 깨어 있는 낮 시간대에 졸음이 쏟아진다 ⇒
  숙면 장애 또는 수면 부족

행동요법을 실시하면서 수면 일지를 적으면 행동요법의 성과를 관찰할 수 있다. 불면이 줄어드는 것은 행동요법의 효과를 확실히 보고 있다는 증거다. 행동요법을 준수한 날의 수면 상태는 좋고, 준수하지 않은 날의 수면 상태는 나쁘다는 사실을 한눈에 파악한다면

행동요법에 더욱 진지하게 임할 수 있을 것이다.

수면 일지의 예

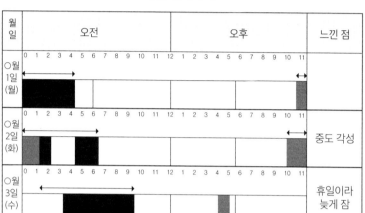

월 일	오전	오후	느낀 점
○월 1일 (월)			
○월 2일 (화)			중도 각성
○월 3일 (수)			휴일이라 늦게 잠

상단에 화살표로 잠자리에 있던 시간을 기재하고, 하단에 수면과 각성의 상태를 적는다.

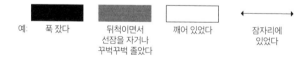

예: 푹 잤다 뒤척이면서
선잠을 자거나
꾸벅꾸벅 졸았다 깨어 있었다 잠자리에
있었다

수면무호흡증후군

수면무호흡증후군(SAS, sleep apnea syndrome)도 간과할 수 없는 수면 장애다.

수면무호흡증후군은 자고 있는 사이에 기도가 좁아져 호흡이 곤란해지는 저호흡과, 기도가 완전히 막혀 호흡이 멎는 무호흡을 반복하는 병이다. 한국에서는 2017년에 이미 수면장애 환자가 50만 명을 넘어섰는데, 그중 8.3%가 수면무호흡증후군에 해당하는 것으로 나타났다. 수면무호흡증후군은 낮에 졸음을 유발하는 대표적인 수면장애다.

수면무호흡증후군의 고위험군은 비만자다. 수면무호흡증후군은 똑바로 누웠을 때 목구멍 근육과 혀가 중력에 의해 처지면서 공기 통로인 기도를 막아 발생하는데, 비만자는 기도에 여분의 체지방이 쌓여 있어 기도가 더욱더 좁아지기 때문에 수면무호흡증후군의 위험성이 높다. 아시아인은 일반적으로 턱이 작고 기도가 좁은 까닭에 정상 체형이더라도 수면무호흡증후군에 걸릴 가능성이 있다.

수면무호흡증후군의 징후는 커다란 코골이 소리다. 코골이는 좁아진 기도를 공기가 드나들 때 생기는 마찰음이다. 기도가 완전히 막히면 코골이가 멈추고 조용해지는데, 숨을 계속 쉬지 못하면 죽기 때문에 뇌가 위험을 감지해 기도를 열고 호흡을 재개하도록 한다. 크게 코를 고는가 싶더니 갑자기 숨을 멈췄다가 훅 하고 숨을 내뱉듯이 호흡을 재개하는 것이다. 그리고 또 코골이가 시작된다.

이것을 밤새 반복하기 때문에 본인은 잤다고 생각해도 실제로는 전혀 잔 것이 아니다. 그래서 낮에 심한 졸음, 피로감, 집중력 저하 등이 발생한다.

이런 증상은 졸음운전의 도화선이 된다. 수면무호흡증후군 환자가 졸음운전을 경험한 비율은 그렇지 않은 사람의 5배에 달한다. 수면무호흡증후군 환자의 졸음운전 사고는 실제로 종종 일어나고 있다. 업무상 운전을 자주 하는 사람은 사전에 수면무호흡증후군의 유무를 반드시 확인해야 한다.

또한, 수면무호흡증후군에 걸리면 숙면을 취하지 못해 하루 종일 기운이 빠진다. 의욕이 사라져서 우울증으로 오해받기도 한다. 수면무호흡증후군 환자와 동거하는 가족은 그 증상을 금세 눈치챌 수 있다. 자신이 고위험군인 비만자이며 낮에 기운이 없거나 우울함을 느낀다면, 혹시 수면무호흡증후군에 걸린 것이 아닌지 가족에게 확인해보기 바란다.

또한, 수면 중 무호흡이 발생할 때마다 우리 몸은 스트레스를 받는데, 교감신경계가 흥분해 혈관이나 심장에 무리를 주기 때문이다. 그렇기에 수면무호흡증은 고혈압, 심장혈관질환, 뇌혈관질환, 부정맥, 당뇨병 등과 밀접한 연관이 있다.

미국 위스콘신 수면코호트 연구에서, 초반에는 중증 수면무호흡군과 수면무호흡이 없는 군 간의 차이가 크지 않았지만, 시간이 지날수록 기하급수적으로 중증 수면무호흡군에서 암 사망이 증가하는 것으로 관찰됐다. 수면무호흡에 따른 일반 사망과 암 사망은, 수면무호흡이 심한 사람은 없는 사람보다 일반 사망은 3.4배 높고, 암으로 인한 사망 위험은 4.8배 높다.

수면무호흡증후군을 치료하는 데는 CPAP(지속적 양압 호흡기)이 이용된다. CPAP은 일정한 압력을 가한 공기를, 공기 튜브와 코 마스크를 통해 코로 들여보내 기도를 넓혀서 무호흡이나 저산소증을 방지하는 장치다. 대증요법이지만 확실한 효과가 있고, 건강보험도 적용된다.

코골이가 심하고, 낮에 강한 피로를 느끼는 사람은 얼른 병원에 방문해 수면무호흡증후군 검사를 받아보기 바란다.

2주 연속으로 운동을 중단하지 않는다

　운동을 한동안 순조롭게 지속하다가도 여행이나 출장 등으로 잠시 중단해야 할 때도 있다. 운동을 1주일 정도 중단한다고 좌절할 필요는 없다. 한번 형성된 운동 습관은 1주일 정도 중단한다고 흐트러지지 않기 때문에 전혀 마음 졸일 일이 아니다. 다음 주부터 새로운 기분으로 또 운동을 시작하면 그만이다.

　하지만, 어떤 이유로든 2주 연속으로 운동을 중단해서는 안 된다. 2주일이나 운동을 중단하면 3주째에 운동을 시작하기가 적잖이 망설여진다. 운동을 하지 않는 생활에 익숙해졌기 때문이다. 또 2주 동안 운동에서 멀어지면 피로가 풀려 오히려 몸이 가벼워졌다고 느낄지도 모른다. 그러면 '그동안 운동하느라 몸을 혹사했나 보구나'라고 오해하는 경우도 있다.

　그렇게 3주 이상 게으름을 피우면 모처럼 몸에 밴 운동 습관이 무너져버린다. 그러므로 2주 연속으로 운동을 중단하는 것은 절대 피해야 한다.

운동을 1년 이상 꾸준히 지속한다면 살이 빠지고, 컨디션이 좋아지고, 혈당치나 혈압 같은 건강검진 수치도 눈에 띄게 개선된다. 근육질의 보기 좋은 몸매가 되어 실제 나이보다 젊어 보인다는 말도 듣게 된다.

이렇게까지 몸 상태가 좋아지면, 더 이상 운동 습관이 흐트러질 염려가 없어진다. 운동을 통해 건강하고 멋진 몸과 마음을 지니게 된다면, 뚱뚱하고 건강하지 못한 몸으로 살았던 과거로 다시는 돌아가고 싶지 않을 것이다. 그래서 이후로는 스스로 원해서 운동을 게을리할 확률이 낮아진다. 행동심리학에 따르면, 인간은 무의식적으로 이득을 보는 행동보다 손해를 보지 않는 행동을 선택한다고 한다. 이를 '손실 회피의 법칙'이라고 한다.

운동으로 얻어낸 건강한 신체는 소중한 재산이다. 손실 회피의 법칙에 따라, 누구든지 고생해서 얻어낸 둘도 없는 재산을 잃어버리는 행동은 피할 것이다. 그러므로 운동을 1년 이상 꾸준히 지속하는 데 성공해서 건강해졌다면, 그 이후로는 운동을 자발적으로 중단하는 일은 없을 것이다.

일단은 건강한 신체가 자신의 평생 재산이라고 생각할 수 있을 정도까지 운동을 꾸준히 하자. 그 고비만 넘기면 이후로는 손실 회피의 법칙에 따라 아무 걱정도 할 필요가 없어진다.

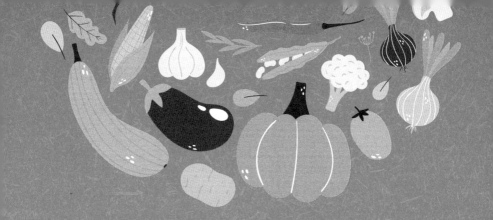

제6장

스트레스와
공생하기

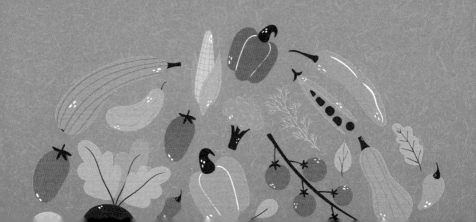

스트레스는 몸과 마음에 생기는 '뒤틀림'

"나에게 스트레스 따위는 없어!"라고 자신 있게 말할 수 있는 사람이 있을까? 아마 한 명도 없을 것이다. 내 진료실에도 스트레스를 호소하는 환자들이 매일같이 찾아온다. 급속한 기술 발전, 넘쳐나는 정보, 사회구조의 변화, 신형 코로나바이러스의 확산 등으로 현대사

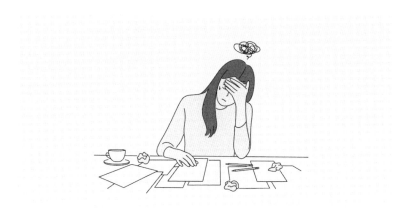

회에서는 아무도 스트레스와 무관한 존재가 될 수 없다.

사회가 아무리 변화해도 새로운 스트레스가 속속 생겨나기 마련이다. 예를 들어, 신형 코로나바이러스가 확산되면서 재택근무가 증가했다. 재택근무 덕분에 출퇴근 스트레스가 줄어들었는지 모르지만, 집에서 보내는 시간이 늘어나면서 또 다른 스트레스가 생겨났다. 오랫동안 집에 머물면서 남들과의 접촉이 적어지는 것도 나름대로 스트레스로 작용한다. 집에만 틀어박혀 있다가 우울증에 걸리는 사람도 있다.

언제 어디서 코로나바이러스에 감염될지 모른다는 불안감, 줄곧 혼자서 지내는 데 따르는 외로움, 반대로 가족과 많은 시간을 함께 보내는 데 따르는 번잡함도 새로운 스트레스가 된다.

그런 점에서는 개인주의가 철저한 미국과 다르다. 나는 2001년부터 3년 반 동안 하버드대학교에서 연구원으로 일했다. 그 무렵부터도 대학교는 재택근무가 기본이었다. 하버드대학교는 미국 동부의 보스턴에 있었는데, 나의 상사는 2,000km 떨어진 남부의 플로리다에 살고 있었다. 업무는 거의 재택근무로 이루어졌고, 1주일에 한 번쯤 학교에 나오는 것만으로 업무는 제대로 돌아갔다. 공동체 정신이 짙게 남아 있는 탓에 모두 한자리에 모여 동일한 작업을 하기 좋아하는 한국인은 재택근무에 완전히 순응하기가 쉽지 않을 것이다.

바이러스와 마찬가지로 스트레스 역시 근절할 수 없다. 자신의 본모습을 잃지 않고 앞으로의 사회를 헤쳐나가기 위해서는 스트레스에 대한 내성을 쌓아 스트레스와 공생하겠다는 마음가짐을 갖춰야 한다. 스트레스와의 공생법을 찾기 전에, 스트레스란 무엇인지부터 간단히 짚고 넘어가겠다.

스트레스(stress)는 인간에게 어떤 자극을 가했을 때 생체에 생겨나는 '뒤틀림'이다. 이 '뒤틀림'을 발생시키는 자극을 스트레서(stresser)라고 한다. 스트레스 학설을 세계 최초로 발표한 한스 셀리에(Hans Selye) 박사가 물리학 용어였던 스트레스와 스트레서를 의학 분야에 응용한 것이다.

우리는 흔히 "이웃의 소음이 스트레스다"라고 말하지만, 이는 엄밀하고 정확한 표현이 아니다. "이웃의 소음이 스트레서가 되어, 나는 스트레스를 느낀다"라는 표현이 정확하다. 하지만 일상적으로는 '스트레서'와 '스트레스'를 구분하지 않고 모두 '스트레스'라고 말하므로, 이 책에서도 '스트레스'로 통일해서 이야기하겠다.

스트레스에 관해 이야기할 때 반드시 등장하는 것이 '항상성

(homeostasis)'이다. 인간은 외부 기온이 변화해도 체온을 일정 범위 내로 유지한다. 이처럼 외부 환경이 달라져도 체내 환경을 유지·안정시키는 작용을 항상성이라고 한다.

항상성을 뒷받침하는 것은 자율신경계, 내분비계(호르몬), 면역계 등 3대 시스템이다. 그중에서도 교감신경과 부교감신경으로 이루어진 자율신경계가 항상성을 유지하는 데 가장 커다란 역할을 담당한다.

위 3대 시스템의 사령탑이라고 할 수 있는 것이 뇌다. 뇌는 스트레스를 감지하면 3대 시스템을 작동 시켜 스트레스를 조절한다. 그러므로 스트레스가 가해져도, 자율신경을 중심으로 하는 항상성이 제대로 기능한다면 건강한 심신을 유지할 수 있다.

스트레스 학설을 제창한 셀리에 박사는 '스트레스는 인생의 양념이다'라는 명언을 남겼다. 스트레스가 전혀 없는 환경은 분명히 지루하고 시시할 것이다. 적당하고 일시적인 스트레스는 좋은 자극이 되어서 저항력을 높이고, 인간성을 함양하는 등 심신의 건강에 긍정적인 영향을 끼친다.

그러나 강하고 지속적인 스트레스에 노출되어 항상성 기구가 망가지면 자율신경, 내분비, 면역의 균형도 무너져서 몸과 마음에 나쁜 영향을 끼친다. 이렇게 되면 스트레스는 양념에서 극약으로 탈바꿈한다.

'부정적 감정'이 신경증을 일으킨다

인류가 오랜 세월에 걸친 진화 과정에서 획득한 항상성은 매우 강력하므로 쉽게 무너지지 않는다. 하지만 이토록 강력한 항상성 기구를 파괴할 만큼 커다란 스트레스를 받으면 사람은 신경증에 걸리고 만다.

신경증을 일으킬 만큼 강력한 스트레스는 무엇일까? 그것은 자신의 내면에서 발생하는 '부정적 감정'이다.

부정적 감정은 스트레스를 유발하는 대상에 대한 원망, 질투, 미움, 증오, 적의 등을 가리킨다. 날마다 스트레스를 받으면 그 스트레스를 가하는 대상에 대해 하루하루 부정적 감정이 쌓여간다. 이것은 한없이 시커먼 증오와 같다. 이 헤아릴 수 없는 부정적 감정에 항상성이 으스러졌을 때 사람은 신경증에 걸리고 만다.

어떻게 항상성이 으스러질 수 있을까? 부정적 감정이 솟아나면 사람은 그것을 어떻게든 처리해보기 위해 갈등을 일으킨다. 갈등이 일어나면 불안이 발생한다. 이 갈등과 불안이 신경증의 핵심 증상이다. 부정적 감정으로 발생한 갈등과 불안에 시달리다가 신경증으로 발전하는 것이다.

스트레스를 처리하는 '스트레스 대처법'

부정적 감정으로 발생하는 신경증을 완화하기 위해서는 항상성을 파괴하는 스트레스에 제대로 대처해야 한다. 스트레스 대처법은 크게 '문제 중심 대처'와 '정서 중심 대처'로 나눌 수 있다. 각각의 내용을 대략적으로 소개하겠다.

문제 중심 대처

부정적 감정을 일으키는 스트레스 자체를 변화 시켜 스트레스 완화를 꾀하고, 문제를 해결하려는 정공법이다. 문제를 해결하지 못하는 경우에는 문제를 회피하는 방법도 사용한다. 예를 들어, 직장인이 일이 너무 바빠 스트레스가 쌓여 있는데 업무량을 줄일 수도 없는 경우가 자주 있다. 그럴 때는 불만을 터뜨리거나 상사에 대한 험담을 해본들 문제를 해결할 수 없다. 상사가 업무량을 줄여주지 않는 한, 스트레스에서 자유로워질 수 없다. 지극히 당연한 해결책처럼 들리지만, 상사와 얼굴을 맞대고 업무량을 줄여달라고 이야기하는 수밖에 없다. 이것이 문제 중심 대처를 통한 직접적인 방법이다. 하지만 그럴 용기를 내지 못하는 사람이 대부분이고, 그 때문에 혼자서 끙끙 앓다가 결국 신경증에 걸리고 만다.

문제 중심 대처의 일종으로 '사회적 지원 탐색 대처'라는 유형도 있다. 고민을 혼자서 끌어안지 않고 적극적으로 주변의 협력을 구하는 대처다. 사회적 지원 탐색 대처가 가능한 조건은 직장에서나 가정에서나 지역사회에서나 서로 거리낌 없이 이야기할 수 있는 환경이다.

정서 중심 대처

정서 중심 대처는 스트레스 자체가 아니라 그 스트레스에 대한 자신의 마음가짐이나 사고방식을 바꾸는 방법이다. 똑같은 스트레스를 받고도 신경증에 걸리는 사람과 안 걸리는 사람이 있다. 스트레스에 대한 마음가짐이나 사고방식이 사람마다 다르기 때문이다.

정서 중심 대처에는 '인지적 재평가 대처'와 '기분 전환 대처'라는 두 가지 유형이 있다.

인지적 재평가 대처는 스트레스에 대한 시각을 바꾸어 긍정적으로 받아들이는 방법이다. 여기에서 인지는 사물을 파악하는 법을 뜻한다. 텔레비전의 기상예보에서 "오늘은 흐리고 가끔 비가 오겠습니다"라고 예보하면 '엥, 오늘 비 온다네, 귀찮아'라고 생각하는 사람도 있지만, '하루 종일 오지는 않나 보네'라고 생각하는 사람도 있다. 이것이 인지의 차이다.

기분 전환 대처는 음식, 운동, 취미, 여행 등으로 기분 전환을 해서 스트레스를 해소하는 방법이다.

정서 중심 대처는 실용적이지 않다

정서 중심 대처에 관한 예를 들자면 다음과 같다.

직장에서 상사에게 날마다 호되게 꾸중을 들으면서 스트레스가 쌓인 경우에 '세상에 나와 마음이 맞지 않는 사람이 있는 게 당연해. 나를 혼내는 데도 에너지가 필요할 텐데, 잘못을 일일이 지적해주니 오히려 고마운 일이야. 인생에 쓸데없는 경험은 없어. 장래에 반드시 도움이 될 거야. 그냥 내버려 두자'라는 식으로 생각하면 스트레스가 가벼워진다는 것이다. 하지만, 이렇게 해서 정말로 스트레스가 가벼워질까? 성인군자가 아닌 다음에야 이런 방법으로 스트레스를 줄일 수 있는 사람은 거의 없을 것이다. 스트레스를 끌어안고 가만히 있는 사람의 마음속 깊은 곳에는 시커먼 증오와 질투 같은 부정적 감정이 도사리고 있다.

내 환자 중에서도 상사에게 직장 내 괴롭힘을 당하고 있는 사람이 많다. 그들은 내 진료실에서 펑펑 울면서 상사를 욕한다. 그런 나의 임상 경험에 비춰보면 정서 중심 대처는 실용적이지 않다고 생각한다.

그럼 이어서 인지적 재평가 대처에 관해 살펴보자.

직장에서 업무가 너무 바빠 스트레스가 쌓인 경우에 '이건 회사에서 나에게 기대하고 있다는 증거야. 힘든 일일수록 보람이 있는 법이야. 나는 우수한 인재니까 지켜보라고. 반드시 성공해서 모두를 놀라게 해주겠어'라고 인지를 바꾸면 스트레스가 가벼워진다는 것이 인지적 재평가 대처다. 이것 역시 성인군자만이 할 수 있는 방법이다. 정신의학 교재에 이런 허황된 내용이 실려 있다는 것이 믿기지 않을 정도다.

마지막으로 기분 전환 대처에 관해 생각해보자.

좋아하는 음식을 먹고, 술을 마시고, 쇼핑을 하고, 스포츠를 즐기고, 새로운 취미를 시작하면 기분 전환이 되어 가벼워지는 스트레스도 분명히 있을 것이다. 하지만 부정적 감정을 유발하는 스트레스는 이러한 기분 전환만으로 경감하기 힘들다. 알코올은 충분히 스트레스를 이겨낼 수 있겠지만, 그 대신에 몸이 망가질 우려가 있다. 신경증을 고치겠다고 다른 질병을 유발하는 셈이다.

응어리를 푸느냐, 도망치느냐

현실적인 스트레스 대처는 '응어리를 풀거나' '도망치거나' 둘 중 하나다. 상사에게 괴롭힘을 당해 신경증에 걸린 환자는 수없이 많다. 상사의 괴롭힘이 멈추지 않는 한 스트레스는 사라지지 않는다. 상사의 괴롭힘을 멈추려면 상사의 상사에게 상담을 요청해야 한다. 그것이 불가능하다면 윤리위원회나 인사부에 통보해야 한다. 제대로 된 기업이라면 적절한 대응을 해줄 것이다. 이런 방법은 사회적 지원 탐색 대처의 일종이며, 이로써 상사의 괴롭힘이 멈춘다면 문제 중심 대처가 성공을 거둔 셈이다. 이것이 '응어리를 푸는' 방법이다.

상사의 괴롭힘이 멈추지 않더라도 부서 이동을 통해 그 상사와 얼굴을 마주치지 않으면 스트레스를 없앨 수 있다. 이것이 '도망치는' 방법이다. '도망치는 건 부끄럽지만, 도움이 된다'라는 헝가리 속담처럼 스트레스 없는 신천지로 이동해서 자신의 능력을 마음껏 발휘하는 것이 바람직하다.

이처럼 문제 중심 대처는 '응어리를 풀거나' '도망치는' 형태로 활용할 수 있다.

직장 내 괴롭힘을 못 본 척하고 아무런 대응도 해주지 않는 기업이라면 과감히 이직하는 편이 낫다. 요즘 시대에 이직이 반드시 좋은 결과를 낳지는 않을 것이다. 하지만 일하는 사람이 신경증에 걸리도록 방치하는 조직에 매달려 있어 봐도 경력 향상과 성장을 기대할 수 없고, 그전에, 머지않아 몸과 마음이 망가져 버릴 것이다.

이직을 불사한다면 근로 기준 감독 기관에 신고하는 방법도 있다. 돈과 시간을 들여서라도 변호사의 도움을 받고, 손해배상을 청구하는 강력한 방법을 취할 수도 있다.

괴롭힘을 당하는 쪽이 일방적으로 불이익을 받는 것은 아무리 생각해도 잘못되었다. 단념하지 말고 용기를 내어 싸우기 바란다. 자신이 얼마나 정당한지, 얼마나 부당한 대우를 받고 있는지 힘차게 호소해야 한다.

개개인의 작은 싸움들이 쌓이면 직장 내 괴롭힘을 암암리에 용인하는 악질적인 사회 체질을 바꿀 수 있을 것이다.

윗사람이 아랫사람에게 주는 스트레스

직장 내 괴롭힘의 횡행이 언론에서 자주 다루어지면서 '어디까지가 정당한 업무 범위이고, 어디까지가 직장 내 괴롭힘인지 선을 긋기가 애매하다'는 목소리도 높아졌다.

직장 내 괴롭힘을 판단하는 기준은 피해자다. 상사가 '따끔하게 가르쳤을 뿐이지 괴롭힐 의도는 없었다'라고 어설픈 핑계를 대도, 부하가 '괴롭힘당했다'고 느낀다면 그것은 무조건 직장 내 괴롭힘이다.

독자 중에는 현재 조직의 리더로 일하는 사람도 있을 것이다. 혹은 가까운 장래에 부하들을 거느리고 조직을 이끄는 입장에 설 사람도 있을 것이다. 그런 사람들은 부하들이 직장 내 괴롭힘이라고 느낄 만한 행위를 결코 하지 않겠다는 결의와 태도를 반드시 가져야 한다.

'자두나무 아래에서 갓을 고쳐 쓰지 마라'라는 옛말이 있다. 자두나무 아래에서 갓을 고쳐 쓰려고 손을 위로 올리면 자두를 따서 훔치려는 것처럼 오해받을 수 있다는 데서, 의심받을 만한 행동을 하지 말라는 뜻으로 쓰인다.

직장 내 괴롭힘도 마찬가지다. 의심스러우면 죄가 된다. 자신의 행동을 제삼자의 시선으로 끊임없이 체크하면서 직장 내 괴롭힘으로 의심받을 만한 행동을 엄격히 삼가야 한다. 그럴 수 있는 사람만이 부하를 거느릴 자격이 있다.

직장 내 괴롭힘이 없고 스트레스에서 자유로운 개방적인 조직이라면 개개인의 업무 능력이 향상될 것이다. 이는 조직 전체의 실적 향상으로 이어지므로 리더로서의 평가도 쑥쑥 오를 것이다. 누구나 스트레스나 신경증에 대한 걱정 없이 마음 편히 일할 수 있는 환경을 조성한다면, 결국 그 이익은 부하들뿐 아니라 리더에게도 돌아가는 법이다.

아이를 신경증성 인격으로 만들지 않는다

신경증에 특별히 잘 걸리는 사람도 있다. 이런 사람들은 '신경증성 인격'이라는 특성을 보인다. 그것은 과연 무엇일까?

인간은 홀로 살아가는 동물이 아니다. 인간은 타인과 이어져서 사회 속에서 살아간다. 그 사회에서는 항상 타인과 어떠한 형태로든 경쟁이 벌어지고 있다. 경쟁이 치열해지면 욕구불만이 생기고, 갈등과 불안이 싹튼다. 이 갈등과 불안이 신경증의 근원이다.

　사회 속에서 살아가는 이상 누구나 좋든 싫든 욕구불만을 안고 살지만, 이 욕구불만과 그에 따른 갈등이나 불안에 견디는 능력이 특별히 낮은 사람들이 있다. 바로 신경증성 인격을 지닌 사람들이다. 그들은 마음의 유연성이 낮기 때문에 가벼운 스트레스로도 항상성이 무너져서 신경증에 쉽게 빠지고 만다.

　커다란 자연재해로 살 집을 잃거나, 코로나바이러스 확대로 일자리를 잃는 등의 괴로운 상황에서는 누구나 일시적으로 신경증에 걸린다. 하지만 신경증성 인격의 경향이 강한 사람은 일반적으로 열악하다고 할 수 없는 환경에서도 사소한 일을 계기로 신경증이 나타난다. 신경증성 인격의 사람이 가혹한 환경에서 심한 스트레스에 노출되면 신경증 발병 가능성이 급격히 높아진다.

　신경증성 인격의 형성에는 유전적인 요인보다 성장 과정이 커다란 영향을 끼친다. 그중에서도 유아 후기(3~6세)의 교육자와 교육 환경은 아이의 장래 인격 형성에 매우 중요한 역할을 담당하는 것으로 알려져 있다.

　천진난만하게 보이는 영유아도 젖을 떼는 훈련이나 대소변 가리는 훈련을 받으면서 알게 모르게 욕구불만, 갈등, 불안을 느낀다. 이런 훈련이 부모의 사랑으로 적절히 이루어진다면 아이는 욕구불만, 갈등, 불안을 다스릴 수 있게 된다. 이것이 욕구불만, 갈등, 불안에 내성을 지닌 인격 형성으로 이어진다.

만약 지나친 보호와 간섭, 육아 포기 등의 잘못된 교육이 이루어진다면 욕구불만, 갈등, 불안에 대한 내성이 낮은 자기중심적 인격이 형성된다. 그것이 신경증성 인격을 초래한다.

신경증성 인격이 형성되지 않으면 다소의 스트레스로는 신경증에 걸리지 않는다. 아이를 신경증성 인격으로 만들지 않는 것은 사회적인 의미에서의 스트레스 대처라고 할 수 있다.

여러분이 아이를 키우는 입장이거나 앞으로 부모가 될 예정이라면, 부디 애정을 가지고 아이를 키워주기 바란다. 사회의 풍파에도

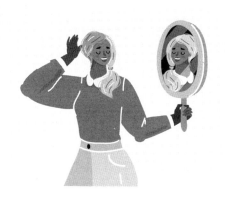

견딜 수 있도록 마음을 강하게 훈련해주기 바란다. 그러면 아이는 자라서 스트레스가 가득한 세상에서 스트레스와 공생하면서 꿋꿋하게 자신의 행복을 추구할 수 있게 된다. 그것은 아이에게 주는 가장 커다란 선물이 될 것이다.

심신증은 내과가 아니라 정신과에서

스트레스 때문에 신체적인 질환이 나타나는 경우가 있다. 이것을 '심신증'이라고 한다. 머리말에서도 언급했듯이, 마음의 문제에서 기인하는 신체적 이상은 세상에서 떠들어대는 것만큼 많지는 않지만, 분명히 존재한다.

심신증은 심리적·사회적인 스트레스에 의해 자율신경계가 손상을 입어 몸에 기능적·기질적 장애를 일으키는 것이다. 기능적 장애란 장기 등의 기능이 매우 저하한 상태를 가리키고, 기질적 장애란 장기나 조직에 변이가 발생한 상태를 가리킨다.

심신증으로는 두통(특히 저기압 두통), 현기증, 이명, 위염, 위궤양, 위통, 메스꺼움, 과민성대장증후군, 미열, 가벼운 혈압 변동, 빠른맥, 발진, (원형) 탈모, 심한 어깨 결림, 월경 이상 등 다양하게 나타난다.

저기압 두통은 비가 쏟아질 것 같은 저기압의 날씨에 발생하는 두통이며, 장마철에 악화될 수 있다. 심리적인 요인으로 일어나는 경우가 많은 듯하다.

과민성대장증후군은 대장에 기질적인 이상이 없는데도 설사와 변비를 반복하는 병이다.

심신증은 스트레스가 발단이 되기 때문에, 두통약을 먹는다고 두통이 낫지 않는다. 그와 마찬가지로 위장약을 먹어도 과민성대장증후군은 낫지 않는다. 그러므로 심신증은 정신과에서 진찰받는 편이 좋다. 심신증은 스트레스가 원인이므로 항불안제(정신안정제)를 복용해야 낫는다. 마음의 문제가 신체의 이상으로 나타난 것이기 때문에 마음을 정상화하면 신체도 자연스럽게 정상으로 돌아가는 것이다.

온라인과 오프라인에서 운동 동료를 만들자

　조깅 등의 유산소운동이든 스콰이나 팔굽혀펴기 등의 근력운동이든 자신의 상황에 따라 원하는 장소에서 원하는 시간에 간편하게 실시할 수 있다. 제약이 적으므로 그만큼 오래 지속할 수 있다.

　그런데 함께 운동하는 동료가 있다면 운동 지속 가능성이 한층 커진다. '인간은 사회적 동물이다'라는 아리스토텔레스의 말처럼 인간은 개인으로 존재하는 것이 아니라, 타인과의 교류를 통해 살아가기 때문이다. 미국스포츠의학회의 보고서에서도 '함께 운동하는 친구가 있는 경우에 운동을 지속하는 비율이 높다'고 지적한다.

　고독을 좋아하는 사람이라면 혼자서 묵묵히 운동할 수 있을 것이다. 하지만 함께 운동하는 동료가 있다면 눈에 보이지 않는 끈이 생겨나 서로를 격려하고 이끌면서 더욱 즐겁게 운동을 지속할 수 있다.

　조깅, 자전거, 테니스, 축구 등 같은 취미를 지닌 사람들이 모인 동호회가 존재한다. 자신이 살고 있는 지역에 어떤 동호회가 있는지 검색해보고, 마음에 드는 동호회에 참가해보자. 함께 운동한다고 해서 반드시 서로 붙어서 땀을 흘릴 필요는 없다. 요즘은 인터넷이라는 편리한 네트워크가 있기 때문이다. 자신의 운동 성과와 운동 사진을 SNS나 블로그에 올려보자. 그것을 본 지인들은 "열심히 조깅을 하고 있구나", "스쾃을 20회 이상 할 수 있다니 대단해!"라는 식으로 격려의 말을 해줄 것이다.

이미 운동을 꾸준히 하고 있는 사람의 SNS나 블로그를 구독하면 그 사람과 함께 운동하는 듯한 기분이 든다. '괜찮으시다면 이번 주말에 함께 달려볼까요?'라는 메시지를 보내면 온라인의 인연이 오프라인으로 발전하기도 한다. 평소에 운동을 개별적으로 하고, 경주 대회가 있을 때면 함께 모여 달리기를 하는 달리기 애호가도 많다.

이렇게 온라인에서든 오프라인에서든 운동 취미가 같은 사람들을 만난다면 운동을 평생 꾸준히 지속할 수 있을 것이다.

맺음말

이 책의 내용을 잘 실천한다면 놀랄 만큼 건강해질 수 있다. 폭음·폭식하던 과거의 자신과는 완전히 다른 사람이 되어, 10살 이상 젊어질 것이라고 보장할 수 있다. 그렇게 되면 인생의 만족도가 쭉 높아진다. 자신감이 붙고, 적극적으로 행동하게 되며, 활발한 인생으로 바뀔 것이다. 이성에게 인기 있는 사람이 되어 멋진 파트너를 만날 수 있을지도 모른다.

이 책의 내용을 모두 실천하기는 쉬운 일이 아니다. 하지만 기나긴 인생을 즐겁게 살아가려면 그에 걸맞은 노력이 필요하다. 노력하면 반드시 멋진 결과를 얻을 수 있다. 여러분의 성공을 진심으로 기원한다.

젊음을 유지하고
질병 없이 사는

백년 건강

초판 1쇄 발행 2024년 4월 8일

지은이 다카하시 사카에
옮김이 이용택
발행처 이너북
발행인 이선이

편 집 박영산, 심미정
디자인 이유진
마케팅 김 집

등 록 2004년 4월 26일 제2004-000100호
주 소 서울특별시 마포구 백범로 13 신촌르메이에르타운 II 305-2호(노고산동)
전 화 02-323-9477 | **팩스** 02-323-2074
E-mail innerbook@naver.com
블로그 blog.naver.com/innerbook
포스트 post.naver.com/innerbook
인스타그램 @innerbook_

ⓒ 다카하시 사카에 2024
ISBN 979-11-88414-77-2 (03510)

이너북은 독자 여러분의 소중한 원고 투고를 기다리고 있습니다.
원고가 있으신 분은 innerbook@naver.com으로 보내주세요.